Terapia Floral Original do Dr. Bach para Auto-ajuda

Mechthild Scheffer

Terapia Floral Original do Dr. Bach para Auto-ajuda

O LIVRO BÁSICO COMPACTO

Tradução:
ZILDA HUTCHINSON SCHILD SILVA

Editora
Pensamento
SÃO PAULO

Título original: *Die Original Bach-Blütentherapie zur Selbsthilfe.*

O conteúdo deste livro foi escrito com erudição e foi cuidadosamente revisto. Contudo, ele não substitui uma consulta a um médico competente. A autora, bem como a editora, não se responsabilizam por eventuais desvantagens ou danos resultantes dos conselhos deste livro.

Dados Internacionais de Catalogação na Publicação (CIP)
(Câmara Brasileira do Livro, SP, Brasil)

Scheffer, Mechthild
Terapia floral original do Dr. Bach para auto-ajuda : o livro básico compacto / Mechthild Scheffer ; tradução Zilda Hutchinson Schild Silva. – São Paulo : Pensamento, 2008.

Título original: Die Original Bach-Blütentherapie zur Selbsthilfe
Bibliografia.
ISBN 978-85-315-1539-2

1. Auto-ajuda 2. Bach, Edward, 1886-1936 3. Medicina alternativa 4. Produtos florais – Uso terapêutico 5. Saúde – Promoção I. Título.

08-03787 CDD-615.85

Índices para catálogo sistemático:
1. Florais de Bach : Terapias alternativas 615.85

O primeiro número à esquerda indica a edição, ou reedição, desta obra. A primeira dezena à direita indica o ano em que esta edição, ou reedição, foi publicada.

Edição	Ano
1-2-3-4-5-6-7-8-9-10-11	08-09-10-11-12-13-14-15

Direitos de tradução para o Brasil
adquiridos com exclusividade pela
EDITORA PENSAMENTO-CULTRIX LTDA.
Rua Dr. Mário Vicente, 368 — 04270-000 — São Paulo, SP
Fone: 2066-9000 — Fax: 2066-9008
E-mail: pensamento@cultrix.com.br
http://www.pensamento-cultrix.com.br
que se reserva a propriedade literária desta tradução.

"Tudo o que é grande e nobre é simples."
GOTTFRIED KELLER

"Não são necessários conhecimentos científicos
para o uso das essências florais.
Quem quiser tirar o melhor proveito dessa dádiva divina,
apenas precisa manter pura a sua origem, livre de teoria
e consideração científica — pois na natureza tudo é simples."
EDWARD BACH

SUMÁRIO

Um pedido do nosso fotógrafo Andreas Block, que encontrou e fotografou todos os florais de Bach no verão de 1996, a todos os amigos das essências florais de Bach, que desejam encontrar as flores vivas na natureza:

"*Centaury, Water Violet, Gentian* e *Scleranthus* não devem ser colhidas em nenhum caso, visto que se tornaram extremamente raras!"

1

Advertência importante

Este livro é uma introdução à assim chamada Terapia Floral de Bach — escrito para pessoas que querem obter uma primeira impressão do dr. Edward Bach e da sua "terapia para a alma" por meio da energia dos florais.

Ele contém excertos importantes de três obras-padrão sobre a terapia floral de Bach, bem como algumas partes especiais para principiantes, que ainda não constavam das obras mencionadas acima.

O sistema dos concentrados de florais de Bach foi descoberto há mais de 60 anos pelo conhecido médico inglês dr. Edward Bach e, desde então, é conhecido e disseminado como "*Bach-Flower-Therapy*" [Terapia floral de Bach] sobretudo nos países anglo-saxões.

A terapia floral de Bach ajuda-nos a lidar melhor com estados negativos passageiros, indisposições gerais do espírito humano (como, por exemplo, impaciência, desânimo, insegurança, ciúme), cuja causa é a fraqueza do caráter humano (porém nenhuma doença), e ajuda-nos a controlar essas fraquezas.

O objetivo dessa terapia a longo prazo é "purificar a alma" e, com isso, promover o desenvolvimento e a estabilidade da personalidade. Disso se segue indiretamente uma força de resistência mais elevada contra os distúrbios psíquicos e, se for o caso, psicossomáticos. Mas seria falso colocar o efeito dos 38 florais em correlação direta com os sintomas físicos das doenças.

A terapia floral de Bach atua no âmbito dos "cuidados com a alma" ou "da prevenção da saúde psíquica". Os concentrados de florais de Bach podem por isso ser usados para a prevenção de doenças físicas e como suporte para um tratamento especializado, mas não podem substituí-lo. Quando falamos neste livro de diagnóstico, paciente, terapia ou cura, não se deve compreender isso no sentido da medicina tradicional.

2

Para a atualização da terapia floral de Bach

Quem está doente, sente e pensa diferente: talvez seja mais medroso, resignado, amargo, cabeçudo ou impaciente do que uma pessoa assim chamada saudável. A consciência de uma pessoa doente está negativamente modificada, pois como o dr. Edward Bach formulou sessenta anos atrás, ela se afastou do seu Eu Superior e das leis da alma. Por isso uma alteração da consciência para o positivo — também de acordo com os conhecimentos da medicina moderna — é o fator decisivo em todo processo de cura; por sua vez, toda doença também oferece a oportunidade de uma mudança de consciência para o positivo, de um passo de desenvolvimento, de um "salto quântico" no desenvolvimento do caráter.

O dr. Edward Bach não foi o único a observar que cada doença definida pela medicina é acompanhada por estados negativos de alma, como a impaciência, o desespero, o medo, a desesperança entre outros. No entanto, o mais decisivo: os estados negativos precedem ou precederam em alguma ocasião toda doença definida pela medicina. Se der certo detectar esse estado negativo de espírito a tempo e transformá-lo em positivo, não é necessário chegar-se à formação da doença física.

Quem estiver hoje em condições de olhar para o nosso ambiente e ficar imperturbável, constatará com horror que grande parte da população dos nossos assim chamados países civilizados no mínimo se encontra prestes a contrair uma doença coletiva. Pois sentimentos de resignação, desesperança, medo e depressão, confusão, perplexidade interior e coisas semelhantes determinam de mês a mês cada vez mais o sentimento de vida, especialmente da geração mais jovem.

Caracteristicamente, foram justamente os jovens que reconheceram e entenderam mais rapidamente a mensagem do médico inglês, que combinou a capacidade de um cientista exato com aquela de um xamã moderno. Edward Bach encontrou determinadas plantas com a potência energética para harmonizar objetivamente os estados negativos da alma no âmbito sutil. Ele as chamou de "*happy fellows of the plant world*" [camaradas felizes do mundo vegetal] que podem servir como catalisadores para a transformação do nosso Eu Superior ou médico interior.

Para muitas pessoas, a inicialmente ridicularizada terapia floral de Bach tornou-se a salvação, a modificadora do destino.

3

Um método holístico de autocura

"A doença é única e puramente corretiva; nem vingativa nem cruel, é o meio adotado pela nossa própria alma para mostrar-nos os nossos erros, impedir-nos de cometer erros maiores, obstar a que façamos mais mal e trazer-nos de volta ao caminho da verdade e da luz, do qual nunca deveríamos ter nos afastado."

EDWARD BACH

A eterna realidade desta afirmação, feita pelo médico inglês dr. Edward Bach, escrita há mais de sessenta anos, está sendo cada vez mais compreendida nestes tempos da Nova Era, da medicina "humanizada", "psicossomática" e "holística", e o interesse internacional pelos remédios florais do dr. Bach tem sido acentuadamente renovado nos últimos anos, como o predisse, em certa ocasião, o próprio dr. Bach.

O enfoque holístico (em grego: *holos* = todo) da saúde, da doença e da cura baseia-se na perfeita unidade de todas as coisas da vida e da total unicidade de todo sistema contido em seu interior. Cada um de nós está realizando uma jornada única que não pode repetir-se durante a vida, e o nosso estado de saúde, a qualquer momento, serve de indicador do ponto que atingimos nessa jornada.

Cada sintoma de doença, seja do corpo, da mente ou do espírito, nos transmite uma mensagem particular, que precisamos perceber e reconhecer fazendo uso dela em nossa jornada. Todo processo verdadeiro de cura é uma afirmação da nossa totalidade, e, de fato, da nossa santidade.

Desse ponto de vista, o sistema dos remédios florais do dr. Bach pode ser descrito como "a cura pela restauração da harmonia na percepção". Nos pontos de mudança da nossa personalidade, onde as energias vitais são canalizadas de modo errado ou bloqueadas, os remédios restabelecem contato e harmonia com a nossa totalidade, a nossa verdadeira fonte de energia.

"*Heal Thyself*", isto é, "Cura-te a ti mesmo" está no próprio âmago da filosofia de Edward Bach, pois, em última instância, nós mesmos, "o princípio universal de cura" ou o "divino poder de cura" existente dentro de nós, permitimos e possibilitamos a cura. Na visão do dr. Bach, os seus remédios florais seriam usados, não apenas pelos médicos e praticantes leigos, mas também em cada família.

Nesse sentido, além da colaboração profissional no tratamento de distúrbios psicossomáticos, a cada ano mais pessoas, que trabalham conscientemente no seu crescimento psíquico e no seu desdobramento espiritual, procuram a purificação psíquica. Dessa maneira, os florais do dr. Bach figuram entre os métodos "sutis" de cura, semelhantes à homeopatia clássica de Samuel Hahnemann, à medicina antroposófica, e à medicina espagírica. Eles não atuam pelo caminho indireto, via corpo físico, mas em níveis mais sutis, que influem diretamente no sistema de energia que é o ser humano.

Antes de desenvolver os seus remédios florais, Edward Bach foi médico bacteriologista e homeopata de grande sucesso. Ele sentia ter um elo espiritual, entre outros, com Hipócrates, Paracelso e Samuel Hahnemann, partilhando com eles da concepção de que "Não existem doenças, existem pessoas doentes".

No entanto, teríamos dele e do seu trabalho uma visão demasiado estreita, se lhe chamássemos o "Hahnemann atual" como o têm feito colegas contemporâneos.

Em 1930, o dr. Bach, que tinha então 43 anos de idade, renunciou à sua clínica lucrativa de Harley Street, para dedicar os últimos seis anos de sua vida à busca de um método de tratamento mais simples e natural, no qual nada precisaria ser destruído ou modificado, que não exigisse a destruição nem a alteração de coisa alguma, busca que ultrapassava a concepção e a meta de Samuel Hahnemann.

Há três sentidos em que os remédios florais do dr. Bach são novos e diferentes dos métodos sutis de tratamento até agora desenvolvidos:

1. O conceito de saúde e doença do dr. Edward Bach, isto é, o *enfoque espiritual* que ele emprega, tem raízes num sistema universal de refe-

rência, que extrapola os limites da pessoa individual. Isso o levou a uma *nova forma de diagnóstico*, já não baseado em sintomas físicos, mas exclusivamente em estados de desarmonia da alma, ou sentimentos negativos, semelhantes aos "mentais" homeopáticos, porém mais abrangentes do que eles.

2. Novos e diferentes na atualidade, são também os *métodos* simples, naturais, que Bach usava para liberar as energias curativas das flores no seu estado material, e transferi-las para o veículo. Em resultado disso, os remédios florais *atuam diretamente*, isto é, ao contrário da Lei dos Símiles, harmonizando e curando, e sem que haja a possibilidade de superdoses, efeitos colaterais e incompatibilidade com outros métodos de tratamento.
3. Esse modo de ação, "inofensivo" no melhor sentido da palavra, torna as bênçãos dos remédios do dr. Bach acessíveis *a um número muito maior de pessoas*, para usarem na cura e na autocura, do que até agora tem sido possível com os outros métodos sutis de cura. Como nos estados descritos por Bach se trata de fraquezas gerais do caráter humano, mas não de sintomas psíquicos de doenças, o emprego bem-sucedido dos remédios florais de Bach não exige treinamento em medicina nem em psicologia, mas apenas perceptividade, capacidade de pensar e apreciar e, acima de tudo, sensibilidade e sentimentos naturais pelo próximo.

4

Como funcionam os remédios florais de Bach

Até hoje não existe explicação satisfatória alguma sobre o modo de ação dos remédios capaz de satisfazer os critérios científicos atuais. Têm sido oferecidas hipóteses baseadas na química molecular, na cibernética e na psiconeuroimunologia para explicar outros sistemas sutis de cura. É possível que essas hipóteses também se apliquem aos remédios florais do dr. Bach. Levando em conta a expansão extremamente rápida do conhecimento nesses campos, será uma questão de tempo poderem também as mudanças de energia produzidas por esses métodos sutis ser medidas e demonstradas por processos científicos.

Edward Bach escreveu em poucas palavras tudo o que considerava importante com relação ao seu método de tratamento em suas duas obras *Heal Thyself* e *The Twelve Healers and Other Remedies [Cura-te Ti Mesmo* e *Os Remédios Florais do Dr. Bach].* As pessoas familiarizadas com o mundo espiritual hoje não precisarão mais do que essas obras. E a quem quer que tome os Remédios Florais de Bach bastará ter o seu próprio exemplar de *Cura-te a Ti Mesmo*, para ler e reler. Veja o capítulo 10 no final do livro. O texto completo está contido no livro de Edward Bach, *Os Remédios Florais do dr. Bach.**

No entanto, nem todas as pessoas podem apreender e aceitar a simplicidade e a grandeza de pensamentos de Edward Bach, escritos com palavras de outra geração. Sendo assim, os seus pensamentos, o modo de ação dos florais são apresentados aqui e explicados à luz dos conhecimentos e percepções atuais.

---

* Publicado pela Editora Pensamento, São Paulo, 1990.

Bach escreveu em 1934 sobre o efeito das suas essências florais:

"Determinadas flores silvestres, arbustos e flores de ordem superior têm a força de elevar as nossas vibrações humanas e de abrir os nossos canais para as mensagens do nosso Eu Espiritual; de inundar a nossa natureza com a virtude particular de que precisamos, e de expurgar de nós o erro que causa o nosso sofrimento. Eles são capazes, como uma música bonita ou qualquer outra coisa gloriosa, que nos eleva e inspira, de elevar a nossa própria natureza, de aproximar-nos da nossa alma e, por isso, de dar-nos a paz e aliviar os nossos sofrimentos. Eles não curam atacando a moléstia, mas inundando o nosso corpo com as formosas vibrações da nossa natureza superior, na presença das quais a moléstia se derrete como a neve ao calor do sol. Não haverá cura verdadeira se não houver mudança no posicionamento diante da vida, se não houver paz de espírito e felicidade interior."

A princípio, isso pode parecer improvável a muita gente, mas tornar-se-á perfeitamente claro ao se compreender e aceitar a premissa em que Bach baseou sua linha de pensamento — semelhante à de Hipócrates, Hahnemann e Paracelso, grandes homens que tinham o mesmo espírito.

1. CRIAÇÃO E DESTINO

A vida humana e o homem neste planeta são *apenas parte de um conceito maior de criação.* Vivemos no interior de uma estrutura mais ampla de referência, uma unidade mais abrangente, mais ou menos como a célula dentro do corpo humano. Toda pessoa se compõe de duas coisas: um indivíduo único, e uma parte vital e essencial, a unidade maior, o todo maior.

Dentro da criação, há unidade em todas as coisas, e cada um de nós se relaciona com tudo o mais por uma forma de energia comum, como por exemplo, "força criativa", "princípio de vida universal", "princípio cósmico", "amor" (no sentido de uma forma mais elevada de razão), ou simplesmente "Deus".

Como tudo o mais no universo, desde os cristais de geada nas janelas até a geração e morte de sistemas planetários inteiros, o desenvolvimento de todo ser humano individual segue um curso de ação e reação programado, uma lei inerente. Todo ser humano tem uma matriz com potenciais específicos de energia, uma missão, uma tarefa, um destino, um karma, ou o que quer que possamos chamar-lhe.

Sendo parte do grande plano da criação, todo ser humano tem uma *alma* imortal — o seu eu verdadeiro — e uma *personalidade* mortal — que ele representa aqui na Terra. Existe um *Eu Superior* intimamente ligado à alma e que, por assim dizer, funciona como mediador entre a alma e a personalidade.

A alma, consciente da missão particular que a pessoa tem, se esforça por dar uma expressão a essa missão, com a ajuda do Eu Superior e por meio da personalidade de carne e sangue, e fazer dela uma realidade consciente. De início, a personalidade não se dá conta dessa missão.

As potencialidades que a alma deseja realizar através da personalidade não são concretas. Na verdade, são qualidades mais elevadas, ideais, a que o dr. Edward Bach se referia chamando-as "as virtudes do nosso Eu Superior". Entre elas se incluem a delicadeza, a firmeza, a coragem, a constância, a sabedoria, a alegria, o propósito. Poetas de todas as épocas louvaram-nas como nobres qualidades de caráter. Elas também podem ser chamadas de qualidades ideais, arquetípicas da alma da humanidade, cuja compreensão levará à verdadeira felicidade dentro do contexto do todo maior.

Se as qualidades não forem compreendidas, mais cedo ou mais tarde desenvolver-se-á o sentimento oposto. As virtudes potenciais que não conseguimos compreender mostram-se pelo seu lado negativo como "defeitos"; são o orgulho, a crueldade, o ódio, o amor-próprio, a ignorância, a ganância. Esses defeitos, como não nos diz apenas Edward Bach, são as verdadeiras causas da doença.

Todas as pessoas têm o desejo inconsciente de viver em harmonia, pois a natureza, contemplada como um enorme campo de energia, está sempre tentando produzir o estado de energia mais eficaz.

2. SAÚDE E DOENÇA

Saúde: Se a personalidade pudesse e quisesse agir inteiramente em harmonia com a alma, que faz parte do todo maior, o homem estaria vivendo em perfeita harmonia. A energia criativa divina universal seria capaz de manifestar-se através da alma e do Eu Superior na personalidade e nós seríamos fortes, aptos e felizes, e nossas energias estariam em harmonia com o grande campo de energia cósmica, do qual somos parte.

Doença: Toda vez que a personalidade não está ligada ao grande campo de energia cósmica pela alma, e não vibra em harmonia com ele, ocorrem a ruptura, a congestão, o atrito, a deformação, a desarmonia, a perda de energia. Essas condições se acham presentes, primeiro, numa forma sutil, não-material, mas depois progridem para o nível material, manifestando-se primeiro como estados negativos e, depois, como moléstia física. A função da moléstia física é a de um corretivo final. Em palavras mais simples, é uma luz vermelha de advertência, a indicar com muita clareza que alguma coisa tem que ser feita, pois, caso contrário, disso se seguirá o fracasso total, mais cedo ou mais tarde.

No dizer de Edward Bach, dois erros básicos são a verdadeira causa da doença.

Primeiro erro: A personalidade não age de acordo com a alma, mas persiste na ilusão de achar-se separada dela. No caso extremo, a personalidade já não tem condições sequer de reconhecer a existência da alma e do Eu Superior, aceitando apenas o que "pode ser visto e tocado". Com o decorrer do tempo, ela corta, assim, o próprio cordão umbilical, murcha e se destrói.

Com mais freqüência, porém, a personalidade se limita a interpretar mal as intenções da alma e age depois de acordo com uma compreensão limitada da situação.

Em todas as áreas em que a personalidade se afastou do grande fluxo da energia cósmica, ou do amor, de acordo com as palavras de Edward Bach, as virtudes, isto é, os traços positivos de caráter, deformados, tornam-se destrutivos, conduzindo a estados negativos de alma e de espírito.

Segundo erro: A personalidade peca contra o "princípio da unidade". Agindo contra as intenções do Eu Superior e da alma, a personalidade estará agindo automaticamente também contra os interesses da unidade maior, uma vez que a alma está vinculada a ela em termos de energia.

Acima de tudo, no entanto, a personalidade pecará contra o princípio da unidade ao tentar impor, à força, sua própria vontade sobre outro ser. Isso não só impede o desenvolvimento do outro, mas também, estando todas as coisas relacionadas entre si, perturba todo o campo de energia cósmica, isto é, o desenvolvimento da humanidade como um todo.

Toda doença é precedida de um estado negativo da alma, em virtude do mau uso de uma das grandes qualidades ou virtudes humanas arquetípicas. Um exemplo: O estado negativo da alma pode provir de atitudes egoístas, irrefletidas, nascidas da cobiça como virtude usada de forma errada. A cobiça é o lado negativo da qualidade da alma que se expressa no amor ao semelhante e na tolerância.

Em *Cura-te a Ti Mesmo*, Edward Bach escreveu: "A cobiça leva ao desejo de poder. É uma negação da liberdade e da individualidade da alma. Em vez de reconhecer que cada um de nós está aqui para desenvolver-se livremente na sua própria direção, de acordo com os ditames da alma, para aumentar a sua individualidade, e para trabalhar livre e desimpedida, a personalidade cheia de cobiça deseja dar ordens, modelar e comandar, usurpando o poder do Criador.

Se persistirmos em cada um desses 'defeitos', contra a voz do Eu Superior, isso produzirá um conflito que há de, por força, refletir-se no corpo físico, produzindo o seu próprio tipo específico de moléstia.

O resultado da cobiça e da dominação de outra pessoa são as moléstias que tornam o paciente escravo do próprio corpo, com desejos e ambições refreados pela doença..."

3. O ENFOQUE TERAPÊUTICO DE EDWARD BACH

Bach baseia o seu diagnóstico na Lei da Alma, princípio mais alto de causa, e não, como todas as outras escolas de medicina do mundo ocidental, no aspecto limitado da personalidade e na esfera da ação física.

O dr. Edward Bach não usava os sintomas físicos para diagnosticar, mas apenas os estados de alma negativos, conseqüências do conflito entre cumprir as instruções da alma e as da personalidade, que pode, afinal, acarretar a doença física.

Esses estados de alma negativos, entretanto, não devem ser "combatidos", pois isso lhes conservaria a energia, mas inundados, por assim dizer, de ondas mais altas de energia harmoniosa, de modo que se derretam qual neve à luz do sol, para usarmos a expressão do próprio Bach. Como podemos retratar tudo isso?

As flores usadas por Bach são de plantas de uma ordem mais elevada, como ele dizia. Cada qual encarna uma qualidade da alma, ou, em termos energéticos, tem um comprimento determinado de ondas de energia. Cada uma dessas qualidades da alma "com sede na planta", está em harmonia com certa qualidade da alma da pessoa, ou seja, com certa freqüência no seu campo humano de energia. A alma humana contém todas as 38 qualidades da alma das flores de Bach, como potencialidades de energia, virtudes, ou centelhas divinas.

Quando existe um conflito entre as intenções da alma e as da personalidade, dentro de certa qualidade de alma ou potencial de energia, o comprimento de onda no campo de energia, deformado, se desarmoniza e desacelera. Essa deformação terá efeito negativo sobre toda a psique da pessoa, e, como diz Edward Bach, a partir daí, desenvolve-se um estado negativo da mente e da alma.

Como atua um remédio floral numa situação dessas?

O remédio floral tem a mesma freqüência de energia harmoniosa da qualidade correspondente da alma humana, porém, nesse caso, sem deformação e em ritmo normal. Portanto, tendo afinidade com a qualidade da alma humana, pode estabelecer contato com ela, e, com suas próprias ondas harmoniosas de freqüência, restabelecer a harmonia da alma. (Algo semelhante ocorre com a música e a cromoterapia.)

Em outras palavras: o remédio floral do dr. Bach atua como uma forma de catalisador, restabelecendo o contato entre a alma e a personalidade no ponto em que foi bloqueada. A alma é de novo capaz de comunicar as suas intenções à personalidade. A vida retorna a uma área em que a desarmonia e a rigidez se haviam instalado. Ou, como disse Bach: O ser humano volta a ser ele mesmo num ponto em que o deixara de ser.

Presa na confusão e na restrição que é apenas humana demais, a personalidade encontra um modo de sair outra vez, voltando às qualidades ou virtudes da alma que emprestam significado à nossa existência neste planeta e trazem harmonia.

4. UM MÉTODO NOVO E SIMPLES DE POTENCIALIZAÇÃO

Desde tempos imemoriais, as plantas vêm sendo usadas com propósitos medicinais. No entanto, Bach faz distinção entre as plantas que aliviam sintomas e as que contêm poderes curativos autênticos. Estas últimas são de uma "ordem superior". Ele as encontrou por um método intuitivo e chamou-as de "as felizardas do mundo das plantas". A sua sensibilidade era tão desenvolvida naquele tempo, que lhe bastava colocar uma pétala da planta sobre a língua para perceber os seus efeitos sobre o corpo, a alma e o espírito. É interessante notar que nenhuma planta é tóxica, e que muitas não revelam sua qualidade à primeira vista. Algumas também se usam em outra forma de medicina herbácea, mas a maioria simplesmente se classifica como erva daninha. É importante colhê-las apenas em lugares em que a natureza continua intacta, onde elas crescem no ermo. Cultivadas, perderiam os poderes curativos.

Tão simples quanto a aparência da maioria das flores também é o processo de potencialização que Bach encontrou ou tornou a encontrar. Ele não deve ser confundido com o processo de potencialização da homeopatia clássica, em que se trabalha mecanicamente esfregando e sacudindo. Na medicina dos índios devem ser usados processos semelhantes. Para liberar a alma ou essência da *planta* do corpo físico da planta, Bach descobriu o "método solar" e o "método da cocção".

O método solar ele usava para todas as flores que florescem no final da primavera ou no verão, quando o sol alcançou toda a sua força. Numa manhã ensolarada são colhidas as mais diferentes flores possíveis. Como proteção usa-se uma folha entre o polegar e o indicador, para que as flores não entrem em contato com a pele humana. Então tantas flores quanto for possível são colocadas numa vasilha com água da fonte até que a superfície esteja totalmente coberta. A vasilha fica exposta ao sol até que as essências das flores tenham passado para a água. A água, assim "impregnada", mais tarde é colocada numa garrafa preparada com álcool. Esse frasco de essência é ilimitadamente durável e fornece a base para a composição das "garrafas de estoque".

O método da cocção é usado sobretudo para flores de árvores e arbustos que florescem no início do ano, antes de o sol ter alcançado toda sua potência. As flores são recolhidas do mesmo modo que para o método solar. Mas então elas são cozidas, filtradas várias vezes e igualmente despejadas em garrafas previamente preparadas. Nesse método — em comparação com o processo de dinamização da homeopatia ou para o preparo de remédios curativos antroposóficos — o método de potenciação do dr. Bach apresenta as seguintes vantagens:

Não é necessário danificar ou destruir as flores. A flor, em que se concentra a energia essencial da planta, é colhida no estado de maturação completa ou perfeição, portanto pouco antes de cair. Entretanto, só há poucos dias propícios em que as duas coisas acontecem juntas: o clima ensolarado totalmente destituído de nuvens e o estado perfeito de maturação da planta.

O intervalo de tempo entre a colheita das flores e a sua preparação tem de ser o menor possível, para que dificilmente se perca alguma energia. O conjunto é um processo harmonioso de alquimia natural, envolvendo os poderes tremendos dos quatro elementos. A terra e o ar trouxeram a planta ao ponto de maturação. Usa-se o sol, ou os elementos do fogo, para liberar a alma da planta do seu corpo. A água, por fim, serve de veículo para um propósito mais alto.

Edward Bach pediu aos colegas homeopatas: "Não permitam que a simplicidade deste método os impeça de empregá-lo, pois vocês descobrirão que quanto mais avançarem as suas pesquisas, tanto maior lhes parecerá a simplicidade da Criação."

5. A SIMPLICIDADE COMO PRINCÍPIO BÁSICO DO EMPREGO DOS REMÉDIOS FLORAIS

O termo "simplicidade" tende a ser mal compreendido num mundo de sofisticação cada vez maior, e equiparado, às vezes, à "primitividade". A simplicidade refere-se à unidade, à perfeição e à harmonia. Essa é a razão por que toda a gente se sente atraída pelas "coisas simples da vida", ainda que vagamente. Para perceber a unidade e a simplicidade que jazem por trás até da maior diferenciação e da aparente complexidade de um processo, é necessário ter não só objetividade, perceptividade e capacidade de captar o todo, mas também uma presteza fundamental para ver-se como parte de um todo, que, em última instância, é governado por um princípio criativo unificado e simples.

UM BREVE RELATO SOBRE AS CARACTERÍSTICAS DOS REMÉDIOS FLORAIS DO DR. BACH

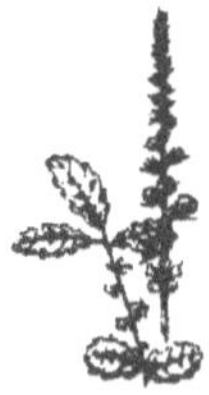

1 Agrimony
Agrimonia eupatoria
Pensamentos dolorosos e inquietação interior por trás de uma fachada de alegria e despreocupação.

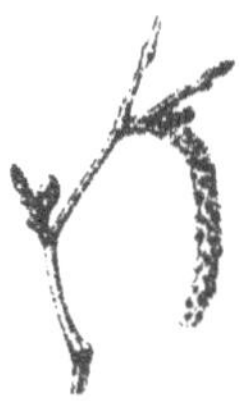

2 Aspen
Populus tremula
Temores vagos e inexplicáveis, pressentimentos; medos secretos.

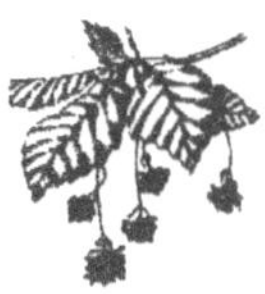

3 Beech
Fagus sylvatica
Atitude excessivamente crítica e intolerante; pouca compaixão e capacidade de compreensão.

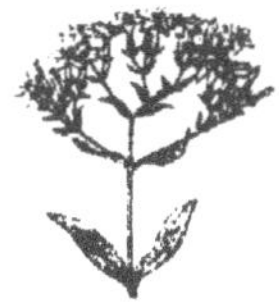

4 Centaury
Centaurium erythraea (c. umbellatum)
Incapaz de dizer "não"; reação excessiva aos desejos dos outros.

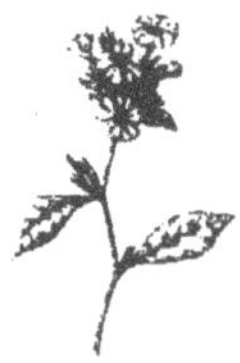

5 Cerato
Ceratostigma willmottiana
Tem pouca confiança na própria opinião; constantemente pede conselho aos outros.

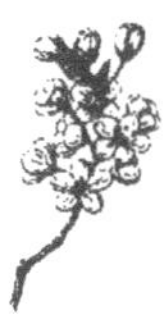

6 Cherry Plum
Prummus cerasifera
Acha difícil o desapego interior; medo e "irracionalidade" emocional; explosões temperamentais descontroladas.

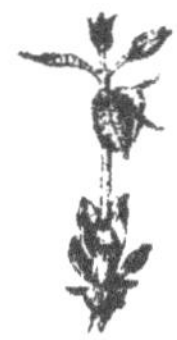

7 Chestnut Bud
Aesculus hippocastanum
Tem sempre os mesmos problemas porque não elabora as experiências e nada aprende com elas.

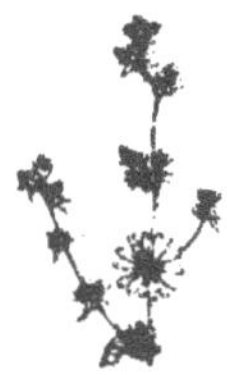

8 Chicory
Cichorium intybus
Personalidade possessiva, que interfere demais e pensa que pode manipular os outros.

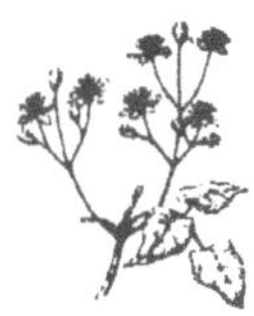

9 Clematis
Clematis vitalba
Vive com os pensamentos em outro lugar; pouca atenção pelo que acontece à sua volta; devaneios.

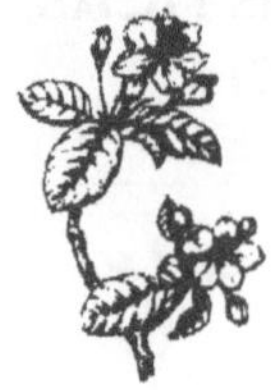

10 Crab Apple
Malus pumila ou *Pyrus-malus*
A pessoa se sente suja, impura ou contaminada. Desejo exagerado de ordem e limpeza; detalhista.

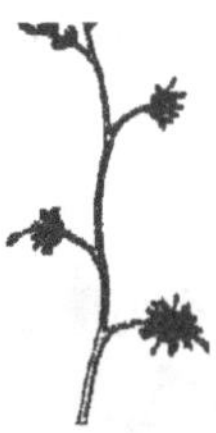

11 Elm
Ulmus procera
Sentimento de inadequação para suas tarefas ou responsabilidades. Os "sais aromáticos" psicológicos.

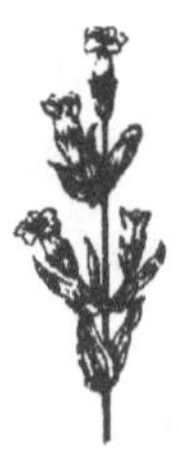

12 Gentian
Gentiana amarella
Pessoa cética e pessimista; tem dúvidas; se desencoraja com facilidade.

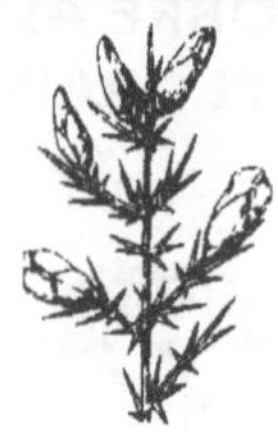

13 Gorse
Ulex europaeus
Não tem esperanças, resignou-se. Sentimentos do tipo "não adianta mesmo".

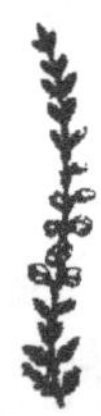

14 Heather
Calluna vulgaris
Pessoa absorta em si mesma, totalmente voltada para si mesma, precisa de público, a "criancinha carente".

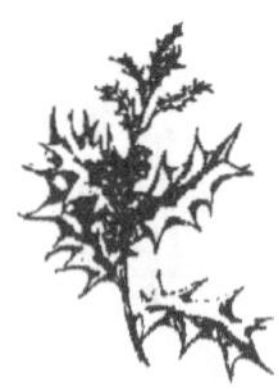

15 Holly
Ilex aquifolium
Pessoa emocionalmente irritada. Ciúme, suspeita, temperamento violento, sentimentos de ódio e inveja.

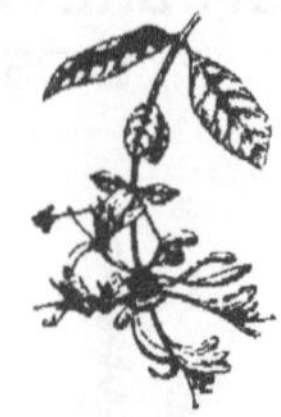

16 Honeysuckle
Lonicera caprifolium
Saudade do passado. Sentimentos de pesar. Ou: pessoa que se recusa inconscientemente a "trabalhar" certos acontecimentos.

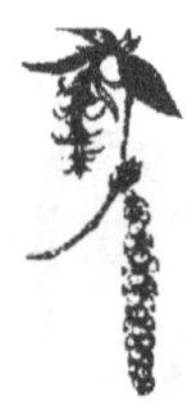

17 Hornbeam
Carpinus betulus
Cansaço mental. Acredita que está fraca demais para lidar com as responsabilidades do dia-a-dia, embora consiga cumpri-las.

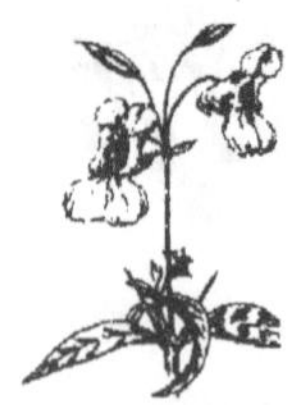

18 Impatiens
Impatiens glandulifera
Pessoa impaciente, facilmente irritável, tem reações exageradas.

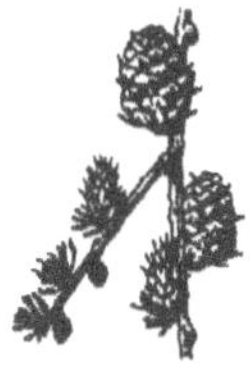

19 **Larch**
Larix decidua
Sentimentos de inferioridade. Expectativa de fracasso por falta de confiança em si mesma.

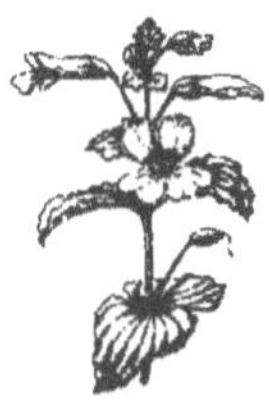

20 **Mimulus**
Mimulus guttatus
Pessoa tímida, inibida, apreensiva, reservada, tem muitos pequenos temores.

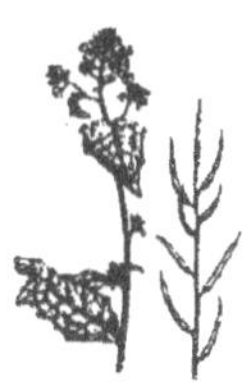

21 **Mustard**
Sinapis arvensis
Períodos de profunda melancolia que surgem e desaparecem sem uma causa conhecida.

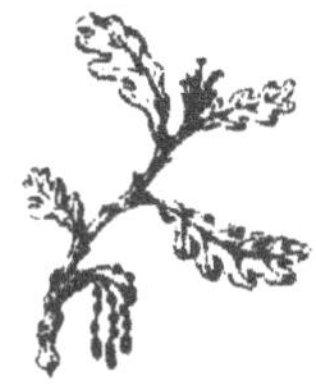

22 **Oak**
Quercus robur
A pessoa se sente como um guerreiro exausto e deprimido que precisa continuar a lutar sem nunca desistir.

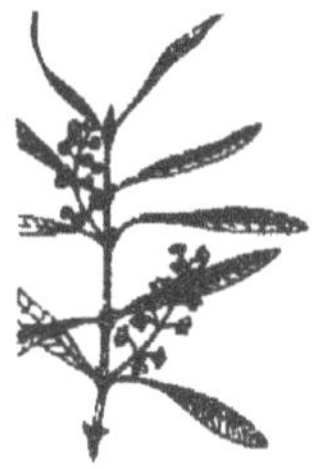

23 **Olive**
Olea europaea
A pessoa se sente física e emocionalmente exausta e esgotada. "Tudo é demais."

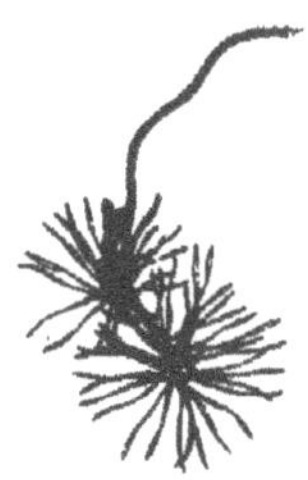

24 **Pine**
Pinus sylvestris
Autocensura, sentimentos de culpa. Tem uma percepção sombria da vida.

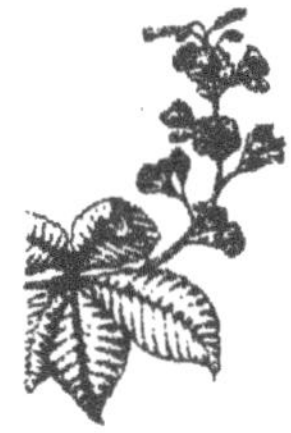

25 **Red Chestnut**
Aesculus carnea
Preocupa-se mais com o bem-estar dos outros do que com o seu próprio.

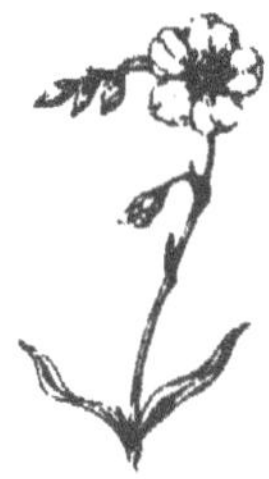

26 **Rock Rose**
Helianthemum nummularium
Sentimentos de terror e pânico. Estados agudos de medo.

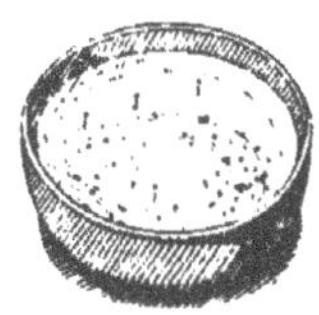

27 **Rock Water**
Pessoa severa demais consigo mesma; opiniões rígidas e intransigentes, reprime necessidades vitais.

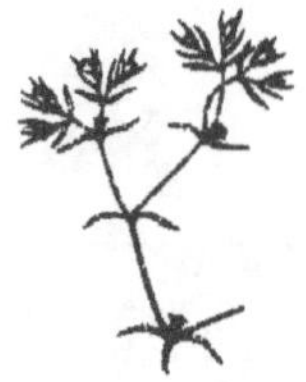

28 Scleranthus
Scleranthus annuus
Pessoa indecisa, volúvel, interiormente instável. Opiniões e estados de ânimo mudam de um momento para outro.

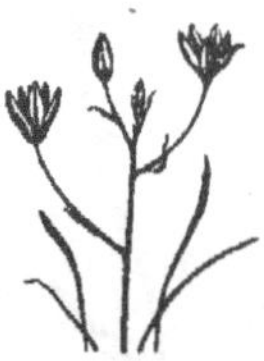

29 Star of Bethlehem
Ornithogalum umbellatum
Trauma emocional ou físico ainda não trabalhado. O "confortador de alma".

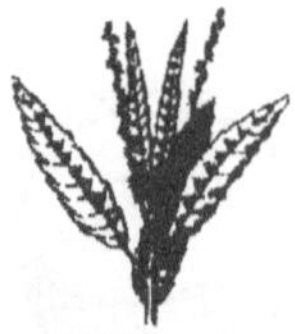

30 Sweet Chestnut
Castanea sativa
Desespero interior. Acha que alcançou o limite daquilo que uma pessoa pode suportar.

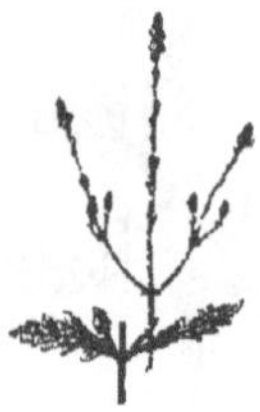

31 Vervain
Verbena officinalis
Na ânsia de apoiar uma boa causa, gasta todas as suas energias; pessoa excitável e até fanática.

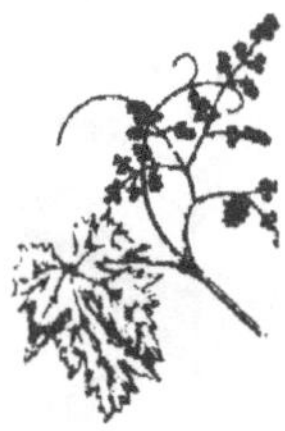

32 Vine
Vitis vinifera
Quer impor sua vontade. Pessoa ambiciosa e dominadora.

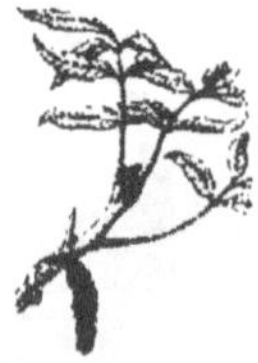

33 Walnut
Juglans regia
Deixa-se influenciar; suscetível e inconstante nas fases decisivas de novos começos na vida.

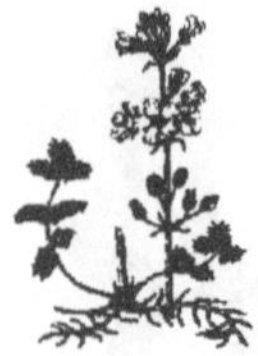

34 Water Violet
Hottonia palustris
A pessoa se retrai intimamente, isola-se, devido aos sentimentos de superioridade.

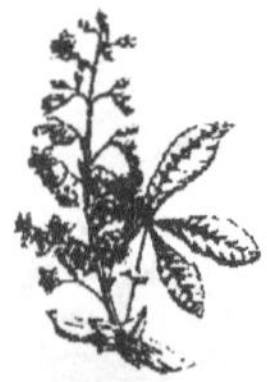

35 White Chestnut
Aesculus hippocastanum
Pensamentos girando em círculo na cabeça; a pessoa não consegue livrar-se deles. Diálogos e conversas interiores.

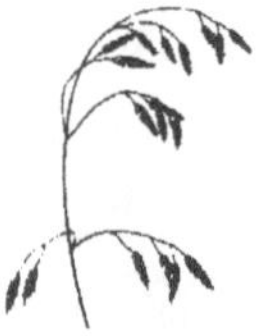

36 Wild Oat
Bromus ramosus
Falta de clareza ao estabelecer seus objetivos; insatisfação interior, não encontra sua missão na vida.

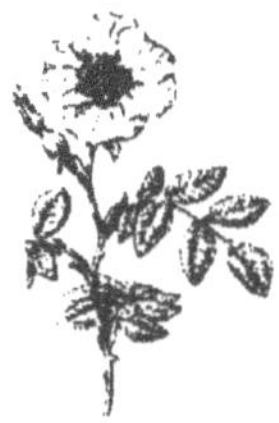	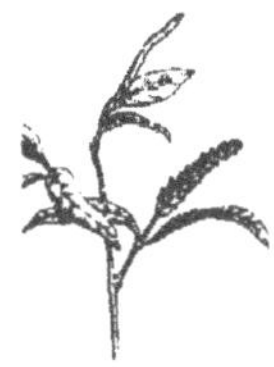	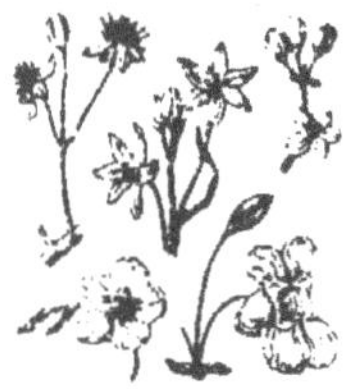
37 Wild Rose *Rosa canina* Pessoa apática, indiferente. Capitulação interior.	**38 Willow** *Salix vitellina* Pessoa amarga, ressentida; considera-se vítima do destino.	**39 Rescue** A pessoa se desequilibra devido ao susto. Ela fica tensa porque a esperam acontecimentos chocantes. **39a Rescue nº 39 Creme** Concentrados nº 39 e nº 10 num creme suave sem lanolina.

5

Os 38 florais de Bach e Rescue

INFORMAÇÕES BÁSICAS

As descrições dos 38 remédios florais do dr. Bach que se seguem, incluem experiências de uma variedade de fontes atuais. No entanto, convém enfatizar que as informações oferecidas estão longe de representar a última palavra sobre o assunto. Esse maravilhoso sistema está apenas começando a revelar o verdadeiro potencial dos seus efeitos. Nos próximos anos, quanto mais pessoas sensíveis trabalharem a seu modo com os florais de Bach, tanto mais se revelarão as facetas mais sutis de sua força curativa divina sobre a alma e o espírito dos homens.

Em primeiro lugar um comentário prévio sobre a característica do floral Agrimony.

As particularidades botânicas foram tiradas, de forma abreviada, do livro *Os Remédios Florais do Dr. Bach*, de Nora Weeks e Victor Bullen. Ambos trabalharam com Edward Bach.

Sob o título *Princípio*, faz-se uma primeira tentativa para mostrar a qualidade espiritual básica da flor, com uma referência especial aos "mal-entendidos" no desenvolvimento da alma e do espírito da pessoa. Ao princípio seguem-se algumas experiências práticas fornecidas por profissionais com Agrimony.

Sintomas-chave: São os sintomas característicos quando a energia está bloqueada e a energia da flor é necessária. Eles se destinam a possibilitar o primeiro diagnóstico.

A lista de S*intomas devidos ao bloqueio da energia* deve ajudar a confirmar o diagnóstico. Ela se baseia no material dos registros práticos de diferentes especialistas no método do dr. Bach e da literatura existente a respeito. Pretendeu-se alistar muitos sintomas, que às vezes se sobrepõem, a fim de apresentar um amplo espectro de pontos de partida encontráveis numa base individual.

Algumas pessoas sentirão que há implicações negativas nos sintomas. A experiência nos mostra que esse é o modo com que tendemos a encontrá-los na prática, em indivíduos que se expressam num nível relativamente inconsciente. Quanto maior a consciência da pessoa de estar chegando a um acordo com o próprio processo de desenvolvimento, tanto mais sutis serão os níveis em que ocorrem as condições descritas, e tanto menos aparentes serão eles aos olhos de um estranho.

Por isso é importante não só observar os sintomas listados literalmente, mas também considerá-los como uma tendência. Nossa primeira preocupação deve ser sentir e reconhecer o princípio em questão.

Naturalmente, uma pessoa não precisa apresentar todos os sintomas da lista para indicar a necessidade de determinado floral do dr. Bach, que é diferente para cada pessoa e para cada combinação de remédios florais. Se o princípio tiver sido diagnosticado corretamente, um, dois ou três sintomas talvez sejam suficientes para confirmar o diagnóstico. Uma ajuda para o autodiagnóstico é oferecida pelo questionário (nas páginas 142 a 151) deste livro.

A transformação potencial posterior é a parte mais importante da descrição da flor. Ela define a qualidade da alma, o potencial de energia ou a virtude que a pessoa tem e que se pretende ver realizado. O trabalho consciente com os Remédios Florais do dr. Bach pode liberar o bloqueio negativo de energia e mudá-lo num estado de fluxo positivo, harmonioso, conseguindo a transformação e a realização.

Nas páginas seguintes é apresentado primeiro o floral Agrimony como contido na obra-padrão de Mechthild Scheffer, *A Terapia Original com as Essências Florais de Bach.**

Os 37 florais restantes somente são apresentados neste livro com os sintomas mais importantes. A descrição exaustiva do potencial de alma se encontra na obra-padrão acima mencionada.

* Publicado pela Editora Pensamento, São Paulo, 1997.

1
Agrimony, agrimonia eupatoria, agrimônia

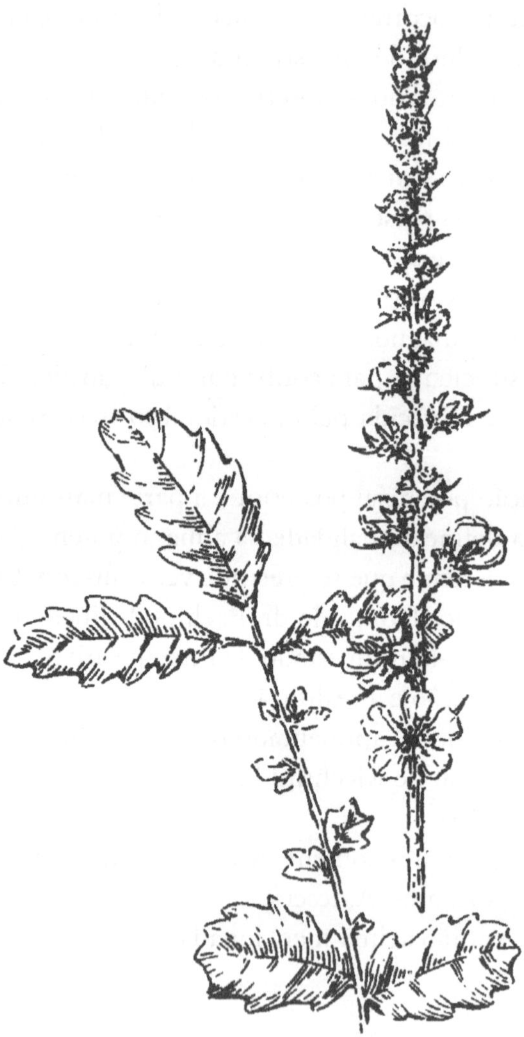

Cresce até uma altura de 30 a 60 cm, principalmente nos campos, nas cercas vivas e em terrenos incultos. As flores aparecem entre junho e agosto; produz-se uma espiga alta, de pequenas flores amarelas. Cada flor dura apenas três dias.

Princípio: *Agrimony* relaciona-se com a capacidade de a alma enfrentar os outros e com sua capacidade de ter alegria. No estado do tipo *Agrimony* negativo, esforçamo-nos para não tomar conhecimento do lado escuro da vida, e há problemas com a integração dessas experiências na personalidade.

Se telefonarmos para alguém que acaba de perder uma causa importante no tribunal, e perguntarmos: "Como vão as coisas?" esperamos, em geral, uma resposta desanimada. A pessoa do tipo *Agrimony* nessa situação responderá rotineiramente com um "Muito bem, obrigada", e será preciso conhecê-la a fundo para perceber o desapontamento implícito por trás da resposta.

Os que precisam de *Agrimony* apresentam sempre para o mundo um rosto alegre e despreocupado. Na prática, contudo, é difícil diagnosticar o estado do tipo *Agrimony* negativo.

As pessoas que precisam de *Agrimony* estão interiormente perturbadas por ansiedades e medos; com freqüência, preocupações materiais relativas à doenças, prejuízos financeiros ou problemas de trabalho. No entanto, preferem morder a língua a deixar que alguém saiba disso, pois o que vai por dentro não é da conta de ninguém. A pessoa do tipo *Agrimony* mostra sempre um rosto corajoso diante das coisas e, como se fosse um ator, apresenta uma expressão jovial enquanto está no palco, seja qual for o fato desagradável que o espere nos bastidores.

Os caracteres do tipo *Agrimony* têm um grande desejo de harmonia e também são sensíveis. A discórdia e as tensões entre as pessoas que o rodeiam lhes causam tamanha aflição que eles, muitas vezes, recorrem a uma retirada por amor da paz e, às vezes, fazem até mesmo sacrifícios. Eles são excepcionalmente bondosos com as pessoas do meio ambiente, na esperança de que os outros venham a ser também bondosos para eles. Devido ao fato de espalharem jovialidade à sua volta, são populares entre amigos e colegas, no bar e no clube. São a vida e a alma da festa. Até quando está doente, a pessoa do tipo *Agrimony* continua popular, pois minimiza seus problemas e suas brincadeiras alegram até mesmo o pessoal da enfermagem.

Se uma pessoa do tipo *Agrimony* alguma vez ficar sentada, sozinha, os problemas que normalmente reprime virão à tona. Contudo, como não é de sua natureza reconhecer a presença de problemas, principalmente os relacionados com ela, evitará, o máximo possível, ficar sozinha. Essa pessoa se atirará a atividades, empreendimentos e sociedades, desde clubes de dança até organizações de caridade.

Muitas pessoas que necessitam de *Agrimony* também afogam as tristezas num copo de vinho, ou tentam disfarçar os sentimentos indesejáveis com a euforia obtida da ingestão de drogas. O estado negativo do tipo *Agrimony* se parece com a euforia produzida pelo álcool: o indivíduo parece relaxado por fora, embora continue tenso por dentro.

Em virtude de sua grande receptividade e facilidade de perder a cabeça, os tipos *Agrimony* não têm grande poder de resistência. Uma mulher num estado negativo de *Agrimony*, por exemplo, pode estar irritada por não ser capaz de seguir seu regime e, levada pela ansiedade, faz incursões à geladeira durante a noite. Isso acontecerá principalmente quando pensamentos desagradáveis insistirem em perturbá-la.

No estado *Agrimony* negativo a pessoa também ficará aborrecida com qualquer coisa, como por ter esquecido de dar um telefonema, de pôr uma carta no correio, ou em virtude de um "fiasco" sexual. Muitas pessoas do tipo *Agrimony* têm pequenos vícios ocultos.

Um motivo para o desenvolvimento de uma tendência ao estado *Agrimony* pode desenvolver-se, de acordo com os profissionais, em alguém cujo lar na infância era muito apegado aos padrões da sociedade educada, e as crianças educadas desde cedo na obrigação de continuar sorrindo. Um grande papel desempenha, provavelmente, a disposição. Comparadas com outras pessoas, as que exibem traços acentuados de *Agrimony*, concentradas no aspecto externo da personalidade, não querem perceber, nem mostrar, o que vai debaixo da superfície. A superfície tem de parecer perfeita, ainda que por baixo impere o caos. Uma pessoa no estado de *Agrimony* reage como um par de gêmeos siameses, identificando-se somente com a metade da sua personalidade alegre e não problemática. O outro lado é sistematicamente deixado de lado. Fazem-se tentativas de fingir para si mesmo e para os outros que esse lado simplesmente não existe. Em outras palavras: interrompe-se a troca de energia entre os níveis da experiência através do pensamento e da experiência através do sentimento. Existe muitas vezes um estado crônico de guerra entre os dois níveis.

A personalidade no estado negativo de *Agrimony* está sujeita a um duplo erro. Recusando-se a reconhecer uma parte de si mesma, é incapaz de estabelecer contato pleno com o Eu Superior e, portanto, de reconhecer o programa que a alma traçou para ela. Em lugar disso, age de acordo com as próprias máximas limitadas, que tendem a ter ênfase material. Mas, como todo ser, continua se esforçando por atingir um estado ideal, e não podendo encontrá-lo no interior, procura-o em circunstâncias externas, que têm certa leveza e espiritualidade. A euforia produzida pelo vinho e pelas drogas parece chegar mais perto do que ela deseja, embora na realidade esteja muito longe dela e, em vez de alcançar a clareza da mente, alcança o oposto, o embaciamento do quadro.

Assim que a personalidade se reconhece como unidade, e aceita a orientação do Eu Superior, as forças estabilizadoras da própria alma entrarão correndo. Ela ganhará força interior e estabilidade suficiente para enfrentar melhor os problemas cotidianos. As experiências negativas não precisam mais ser suprimidas, mas podem ser integradas na consciência.

No estado positivo de *Agrimony*, temos consciência da natureza relativa de todos os problemas, encontrando dentro de nós o estado radiante, jubiloso que estávamos procurando no exterior. Uma alegria genuína nos enche o coração, e traços salientes do caráter, como a capacidade de discriminar, o equilíbrio interior, a sagacidade e a habilidade diplomática, podem ser usados para nossa satisfação pessoal e benefício dos outros.

Na prática, *Agrimony* é um dos remédios florais indicados com freqüência para crianças.

As crianças do tipo *Agrimony* são normalmente alegres, sociáveis, e suas lágrimas secam rapidamente. Em seu desenvolvimento, quando passam por fases de solidão e tristeza íntima, como todas as crianças, *Agrimony* pode ajudá-las a comunicar o que está acontecendo com elas com maior facilidade. Também na puberdade, em que os jovens têm de entrar de acordo com muitos pensamentos e sentimentos divergentes, *Agrimony* pode prestar bons serviços.

Sugere-se que não mergulhemos muito fundo quando estivermos fazendo o diagnóstico de pessoas do tipo *Agrimony*, mas visemos um diálogo mais relaxado e compreensivo.

A inquietação interior do estado *Agrimony* pode manifestar-se em sintomas físicos, como roer unhas, puxões nos cabelos, tremor leve, beliscar-se ou em irritações nervosas da pele. Muitos pacientes *Agrimony* rangem os dentes durante a noite. Agrimony é eficaz no tratamento da tendência aos vícios, especialmente o alcoolismo, quando os pacientes demonstram ter traços *Agrimony*.

Juntamente com *Scleranthus*, *Agrimony* pode agir como estabilizador em problemas externos de adaptação, por exemplo, quando a pessoa trabalha por turnos e tem de modificar o ritmo de sono ou quando é funcionário de empresas de aviação e quando a caminho, passa por diversos fusos horários.

Agrimony — Sintomas-chave

Fazem-se tentativas de esconder pensamentos torturantes e ansiedade interior por trás de uma fachada de jovialidade e despreocupação.

Sintomas devidos ao bloqueio de energia

- A pessoa gosta de viver em paz, numa boa atmosfera; a discórdia e as perturbações no ambiente que cercam a pessoa causam-lhe tensão mental.
- Fará muita coisa só por amor à paz.
- Fará, praticamente, qualquer sacrifício para manter a paz de espírito, dentro e fora de si mesma, e evitar confrontações.
- Sua própria turbulência e desassossego interiores estão escondidos por trás de uma máscara de jovialidade e alegria. O lema é "sorrir sempre..."
- Dá-se grande importância à impressão que se causa.
- Os problemas são minimizados e não se fala a respeito deles; nem sequer são admitidos quando o assunto é mencionado pelos outros.
- Para fugir dos pensamentos persistentes, atormentadores, está permanentemente à procura de excitação e variedade — cinema, festas, ação de qualquer tipo.
- É sociável, a fim de esquecer as próprias preocupações em boa companhia.

- É o bom amigo, o pacificador, o grande sujeito, a vida e a alma da festa.
- Entre outras coisas recorre ao álcool, aos comprimidos, às drogas para superar tempos difíceis e abafar pensamentos desagradáveis.
- Precisa estar sempre em movimento, para parar de pensar.
- Como doente, minimiza os incômodos; faz piadas até para divertir o grupo de enfermagem.
- Preocupa-se por não poder manter a promessa de emagrecer, de deixar de fumar.
- Dor e sentimentos internos secretos de solidão na infância; as crianças, porém, normalmente esquecem depressa os seus problemas.

Transformação potencial posterior

- Uniformidade de índole, discernimento, objetividade.
- Alegria interior genuína.
- Otimista confiante, diplomata talentoso, pacificador incansável.
- Capaz de integrar os aspectos menos agradáveis da vida, os problemas são vistos à luz correta.
- Capaz de rir-se das próprias preocupações, pois tem consciência da falta relativa de importância delas.
- Consciente da unidade na diversidade.

Medidas de apoio para o estado *Agrimony*

- Tire os óculos cor-de-rosa e considere as situações objetivamente.
- Registre conscientemente os conflitos, analisando-os no papel, se for preciso, identificando-lhes os princípios implícitos.
- Tente reconhecer oposições internas em você mesmo e relate-as.
- Prefira viver na profundidade do que na amplidão.
- Renuncie aos estimulantes; seja menos consumidor, viva mais produtivamente.
- Faça exercícios de yoga para harmonizar o sistema energético.

Afirmações positivas para serem praticadas

- "Onde há luz também há sombras. Estou enfrentando os fatos como eles são."
- "Estou encontrando paz dentro de mim mesmo."
- "Também aprecio as horas mais escuras da vida."
- "Estou estabelecendo elos entre os diferentes níveis da minha personalidade."

2
Aspen, Populus Tremula, choupo

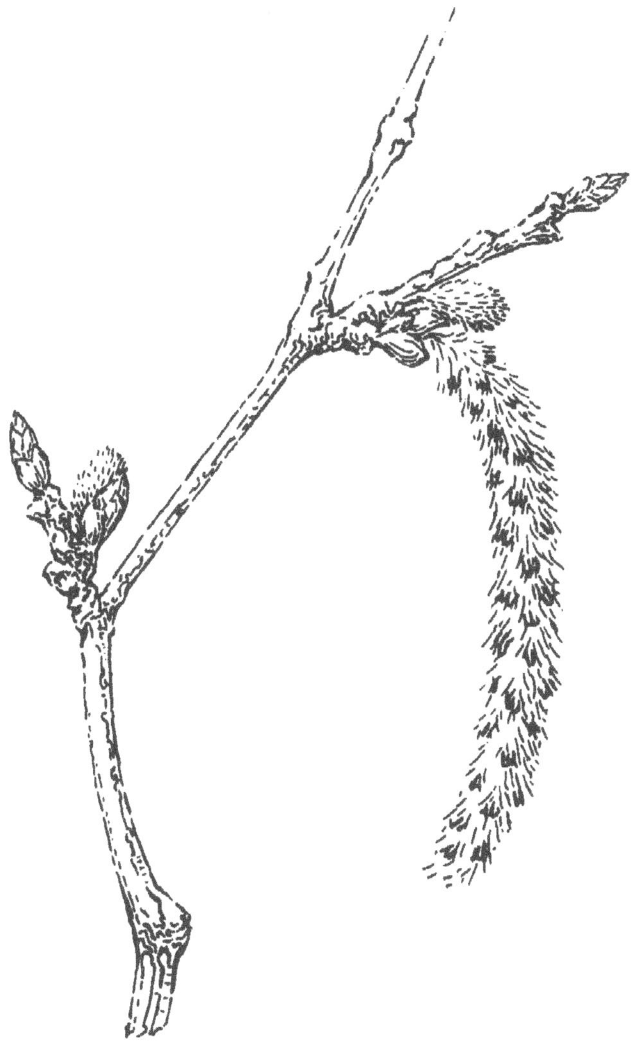

Árvore esguia, que cresce em toda parte na Inglaterra. Raras vezes ultrapassa 2,40 m. A inflorescência pendente masculina e a inflorescência feminina, menor e redonda, aparecem em março ou abril, antes das folhas.

Princípio: O *Aspen* relaciona-se com os potenciais da alma ligados ao destemor, ao domínio e à ressurreição. No estado negativo do tipo *Aspen*, a pessoa se vê presa de ansiedades inconscientes.

Aspen — Sintomas-chave

Medos vagos, inexplicáveis, apreensões, medo secreto de algum mal iminente.

Sintomas devidos ao bloqueio de energia

- Sentimentos sem fundamento de medo e perigo.
- Súbitos ataques de ansiedade quando a pessoa está só ou no meio de outras pessoas.
- Sensação arrepiante de medo, como se a pessoa estivesse enfeitiçada.
- Auto-sugestão, ilusões.
- A imaginação desembesta.
- Medo e fascínio assustador por fenômenos ocultos, supersticiosos.
- Medo de perseguição, de castigo; medo de uma força ou poder invisível.
- Pesadelos, a pessoa acorda com medo e tomada de pânico, e não se atreve a dormir outra vez.
- Medo de pensamentos e sonhos sobre assuntos religiosos, medo da escuridão e da morte.
- "Medo dos próprios medos", mas não se atreve a falar sobre isso com ninguém.
- Medos coletivos como: medo de violência física, de assaltos, de estupro, de maus-tratos, medo de cobras, fantasmas, etc.
- Crianças: não querem ficar sozinhas, nem dormir no escuro, com medo do "bicho-papão" ou fenômenos semelhantes.
- Não podem suportar a atmosfera de determinados locais.

Transformação potencial posterior

- Capacidade de entrar em planos mais sutis de consciência e, em decorrência disso, introvisão de linhas de pensamento esotéricas e religiosas.
- Acesso a esferas espirituais superiores. A pessoa sente-se atraída por elas e, sem medo, põe-se a explorá-las, sem atentar para possíveis dificuldades.

3
Beech, Fagus Sylvatica, faia

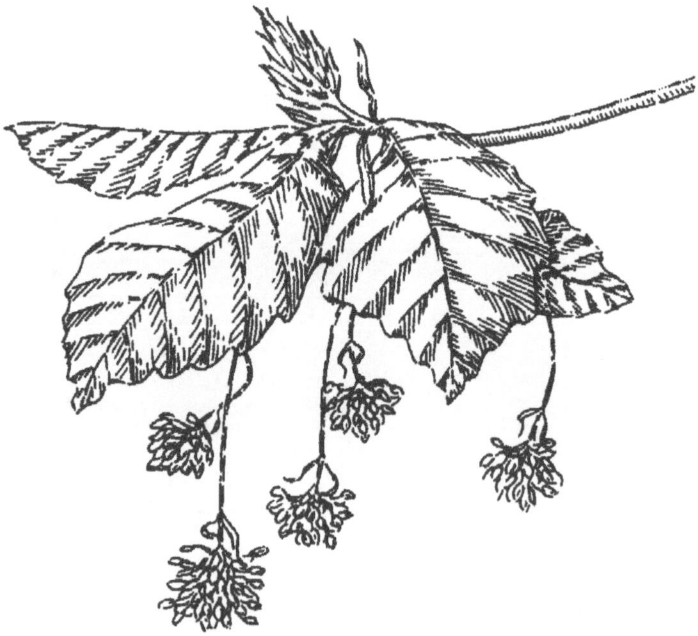

Árvore bonita, que alcança uma altura de até 30 metros, é conhecida na Inglaterra como "mãe da floresta". As flores masculinas e femininas desenvolvem-se na mesma árvore. Elas florescem em abril ou maio, à medida que saem as folhas.

Princípio: *Beech* relaciona-se com as qualidades da alma ligadas à simpatia e à tolerância. Uma pessoa no estado de *Beech* negativo terá a mente estreita e será dura e intolerante em suas reações.

Beech — Sintomas-chave

Atitude crítica, arrogante, intolerante. Criticar sem ter a menor idéia dos pontos de vista e da situação dos outros.

Sintomas devidos ao bloqueio de energia

- Os erros dos outros logo chamam a atenção.
- Incapaz de mostrar compreensão nem paciência pela incompetência alheia.
- Incapaz de perceber os sentimentos dos outros, uma vez que os seus próprios sentimentos estão bloqueados.
- Arvora-se em juiz dos outros, vendo-lhes os erros e condenando-os.
- Só vê o que está errado numa situação, as fraquezas; incapaz de enxergar os resultados positivos que podem sobrevir.
- Aborrece-se com a tolice de outra pessoa.
- Reage mesquinha, pedantemente, e, às vezes, de maneira desajeitada.
- Pequenos gestos e maneiras de falar dos outros irritam-no; o grau de irritação não tem relação alguma com a causa.
- Tenso por dentro, rígido.
- Propensão a manter-se afastado dos semelhantes por ser hipercrítico.

Transformação potencial posterior

- Acuidade mental, capaz de captar os diferentes padrões do comportamento humano e desenvolvimento individual.
- Boas faculdades de diagnóstico.
- Tolerante, com os pés no chão, reconhece a unidade na diversidade.

4
Centaury, Centaurium Umbellatum, centáurea-menor

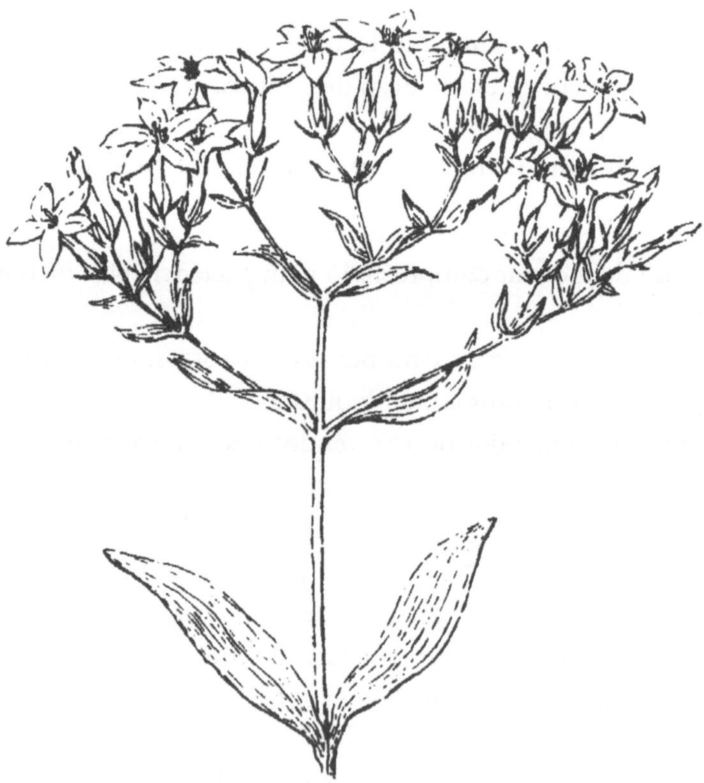

Planta anual muito direita, que tem de 5 a 35 cm de altura, cresce em campos secos, à beira de estradas e em terrenos incultos. As florzinhas cor-de-rosa formam cachos densos, pedunculados, na parte superior da planta. Aparecem entre junho e agosto, e só se abrem em dias claros.

Princípio: *Centaury* relaciona-se com as qualidades de autodeterminação e auto-realização da alma. No estado negativo de *Centaury*, a relação com a própria vontade da pessoa é fraca.

Centaury — Sintomas-chave

Vontade fraca, reação exagerada aos desejos dos outros, boa índole facilmente explorada, incapacidade de dizer não.

Sintomas devidos ao bloqueio de energia

- Dificuldade para se afirmar.
- Passivo, vontade fraca, guiado por outras pessoas.
- Disposto, obediente, servil, até subserviente.
- Reage mais aos desejos alheios do que aos seus.
- Sente imediatamente o que os outros esperam dele e não consegue fazer nada para se impor.
- Mais escravo do que auxiliar consciente.
- Vive sob o jugo ou dominação de outra personalidade mais egoísta — pais, cônjuge, superior, etc.
- Deixa-se persuadir facilmente por desejar agradar os outros; o que na verdade não queria.
- Natureza dócil, facilmente explorada.
- Muitas vezes Gata Borralheira para os outros, ou mero capacho.
- Adota inconscientemente gestos, expressões e opiniões de uma personalidade mais forte.
- Facilmente cansado, pálido, usado até a exaustão.
- Não defende os próprios interesses.
- Tende a dar mais do que tem.
- Perigo de não realizar sua verdadeira missão.
- Crianças se orientam fortemente por elogio e repreensão.

Transformação potencial posterior

- Sabe quando dizer sim, mas também é capaz de dizer não, se necessário.
- É capaz de integrar-se bem em grupos, etc., mas preserva sempre a própria identidade.
- Presta serviços sábia e discretamente, seguindo seus próprios objetivos interiores.
- É capaz de viver de acordo com a verdadeira missão.

5
Cerato, Ceratostigma Willmottiana

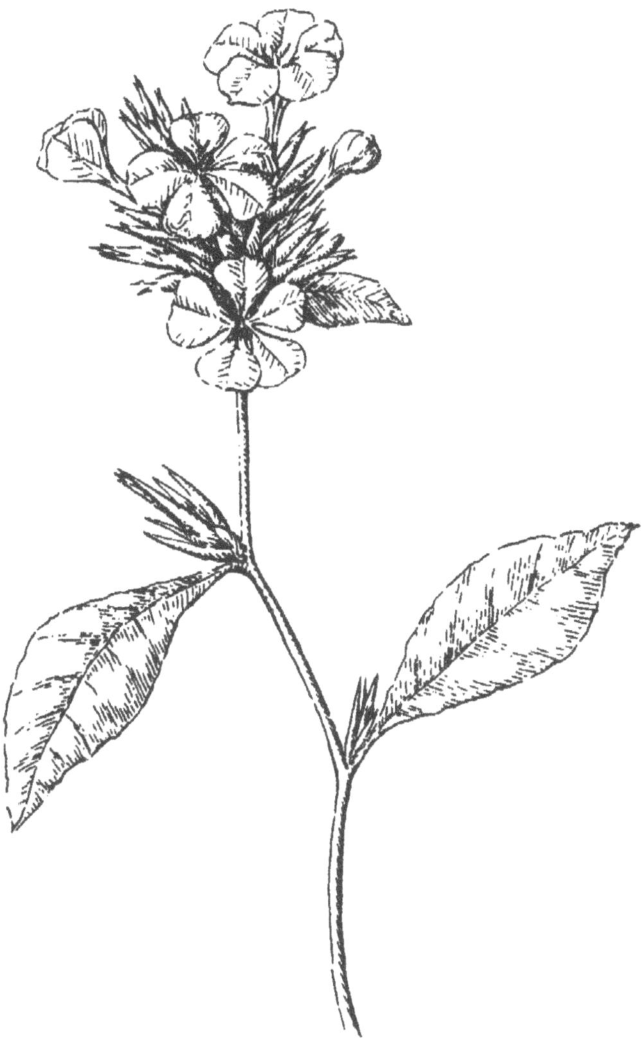

Planta florescente dos Himalaias, de cerca de 60 cm de altura. Não cresce em forma silvestre na Inglaterra, mas é cultivada em jardins no interior. As flores tubulares azul-pálido medem cerca de 1 cm de comprimento. Colhem-se em agosto e setembro.

Princípio: *Cerato* relaciona-se com o princípio da certeza íntima, a "voz interior", a intuição. No estado negativo de *Cerato* surgem problemas na aceitação dos nossos juízos corretos, sem que, na verdade, nos demos conta disso.

Cerato — Sintomas-chave

Falta de confiança nas próprias decisões.

Sintomas devidos ao bloqueio de energia

- Não confia nos próprios julgamentos.
- Pede constantemente conselhos aos outros.
- Fala muito, dando nos nervos de outras pessoas, ao meter-se na conversa fazendo perguntas.
- Dá valor exagerado à opinião dos outros.
- Tem sede excessiva de informações.
- Os conhecimentos são acumulados mas não usados.
- Deixa que as decisões dos outros o tornem inseguro.
- Permite a si mesmo ser desencaminhado, contra a sua própria maneira de pensar e para sua desvantagem.
- Assim que toma uma decisão, no momento seguinte duvida dela.
- Precisa da aprovação dos outros.
- Parece crédulo ou simplório, até estúpido.
- Aprecia a convenção e quer saber o que há "dentro" dela.
- Propende a imitar atitudes alheias.
- Crianças riscam outra vez o que está correto nas lições de casa.

Transformação potencial posterior

- Intuitivo e capaz de entusiasmo, curioso, ávido por aprender.
- Capaz de coligir informações, organizá-las e usá-las.
- Sente-se feliz transmitindo conhecimentos.

- Boa coordenação do pensamento abstrato com o concreto.
- Aceita a orientação da "voz interior", confia em si, e defende as próprias decisões.
- Procede judiciosamente.

6
Cherry Plum, Prunus Cerasifera, cerejeira

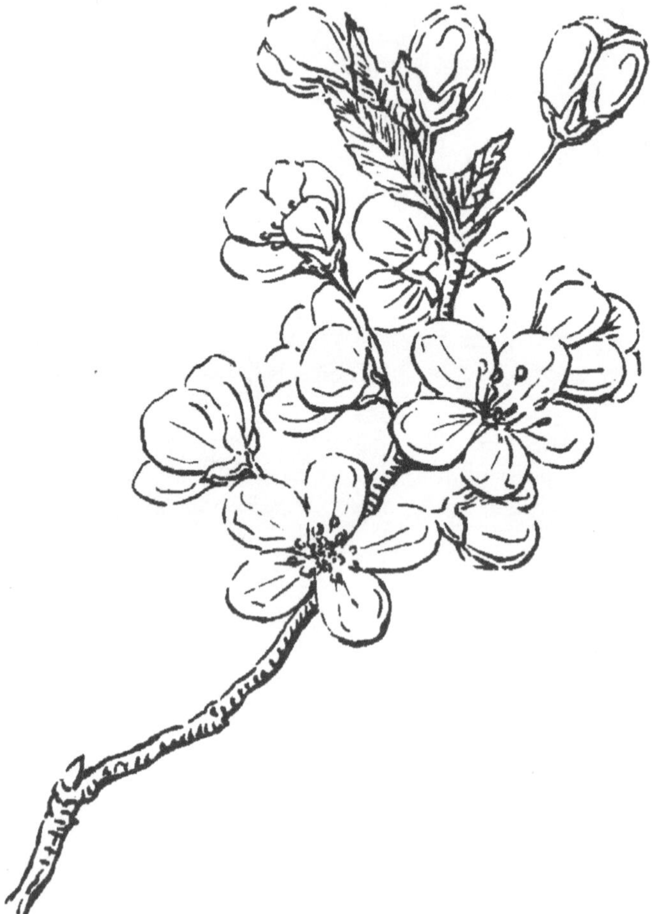

Jovens rebentos de uma árvore ou arbusto que cresce até uma altura de 3 a 4 metros e que é plantada a fim de proporcionar uma cerca de proteção contra o vento nos pomares ingleses. As flores, de um branco puro, um pouco maiores que as do espinheiro preto ou alvar, abrem-se de fevereiro a abril, antes de aparecerem as folhas.

Princípio: *Cherry Plum* relaciona-se com o princípio da franqueza e da compostura. No estado negativo de *Cherry Plum*, fazem-se esforços desesperados para suprimir um processo de crescimento espiritual e mental.

Cherry Plum — Sintomas-chave

Medo de desfazer-se por dentro; medo de perder a cabeça; medo de perder o controle; explosões descontroladas de mau gênio.

Sintomas devidos ao bloqueio de energia

- Sente-se extremamente estagnado mentalmente.
- Luta para manter o controle interior.
- Desesperado, está na iminência de sofrer um colapso nervoso.
- Receia poder fazer alguma coisa terrível contra a própria vontade.
- Contrariando sua disposição normal, impulsos brutais aparecem; teme ter de fazer alguma coisa que normalmente nunca faria.
- Medo dos poderes incontroláveis da mente e do espírito.
- Medo de estar ficando louco, de sofrer um colapso, de precisar ser internado numa instituição.
- Tem a impressão de estar sentado num barril de pólvora.
- Idéias compulsivas, ilusões.
- Extrema tensão interior, compulsão de andar de um lado para o outro, auto-observação compulsiva.
- Explosões súbitas e não-controladas de raiva, sobretudo nas crianças, que se jogam ao chão, batem com a cabeça na parede, etc.
- Os pais se preocupam com a possibilidade de bater nos filhos, de correr o risco de dispensar maus-tratos a crianças.

Transformação potencial posterior

- Coragem, força, espontaneidade.
- Capaz de penetrar profundamente no subconsciente e integrar em sua vida as percepções intuitivas ali obtidas.
- Ligado a um poderoso reservatório de força espiritual.
- Capaz de passar pela maior tortura física e mental sem "ferir a alma".
- Capaz de grande introvisão espiritual, de reconhecer a verdadeira meta da vida, de fazer tremendos avanços no desenvolvimento.

7
Chestnut Bud, Aesculus Hippocastanum,
broto de castanheiro-da-índia

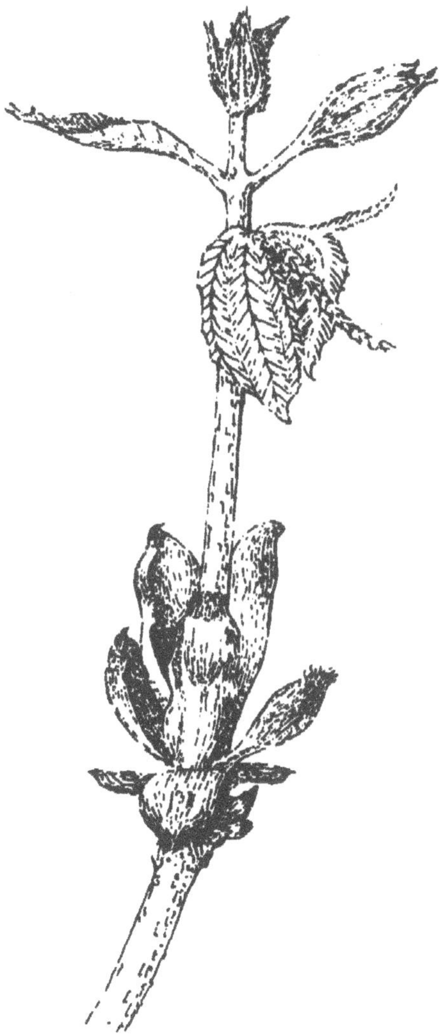

A mesma árvore também fornece a essência das flores do castanheiro-branco; no caso presente, utilizam-se os botões lustrosos, cuja camada externa resinosa, de 14 escamas imbricadas, envolve tanto a flor quanto as folhas.

Princípio: *Chestnut Bud* relaciona-se com os potenciais da alma ligados à capacidade de aprendizagem e materialização. No estado negativo do tipo *Chestnut Bud* há problemas para encontrar a maneira certa de coordenar o mundo interior do pensamento com a realidade física.

Chestnut Bud — Sintomas-Chave

Repetição dos mesmos erros, uma e muitas vezes, porque as experiências, na realidade, não são assimiladas e com elas não se aprende o suficiente.

Sintomas devidos ao bloqueio de energia

- As mesmas dificuldades se repetem, levam às mesmas discussões, favorecem os mesmos acidentes.
- Parece muito lento em aprender com a vida, seja por falta de interesse, por indiferença, por pressa interior, seja por falta de observação.
- Não extrai o bastante da experiência, os acontecimentos não são reconsiderados com profundidade suficiente.
- Prefere atirar-se a novas experiências em vez de deixar que as antigas surtam algum efeito real.
- Nunca pensa em aprender com a experiência alheia.
- Porque vive imerso em pensamentos, reage à situação presente de modo desatento, impaciente ou desinteressado.
- Tem a sensação de dirigir um carro com o motor falhando.
- Parece ingênuo, atrapalhado e despreocupado.
- Aluno lerdo, bloqueio mental, desenvolvimento retardado.
- Doenças físicas aparecem regularmente, em intervalos periódicos sem motivo aparente, por exemplo, enxaquecas, acne, etc.

Transformação potencial posterior

- Mentalmente flexível, bom aluno.
- Mentalmente ativo, também aprende pela observação do comportamento dos outros.

- Segue os acontecimentos da vida com atenção, tomando nota sobretudo do que é negativo e dos próprios erros.
- A atenção sempre focaliza o presente, e cada experiência é um ganho interior.
- Saca o melhor do que a vida diária tem para dar.
- Capaz de ver-se a si e às próprias faltas a distância, como os outros as vêem.

8
Chicory, Cichorium Intybus, chicória

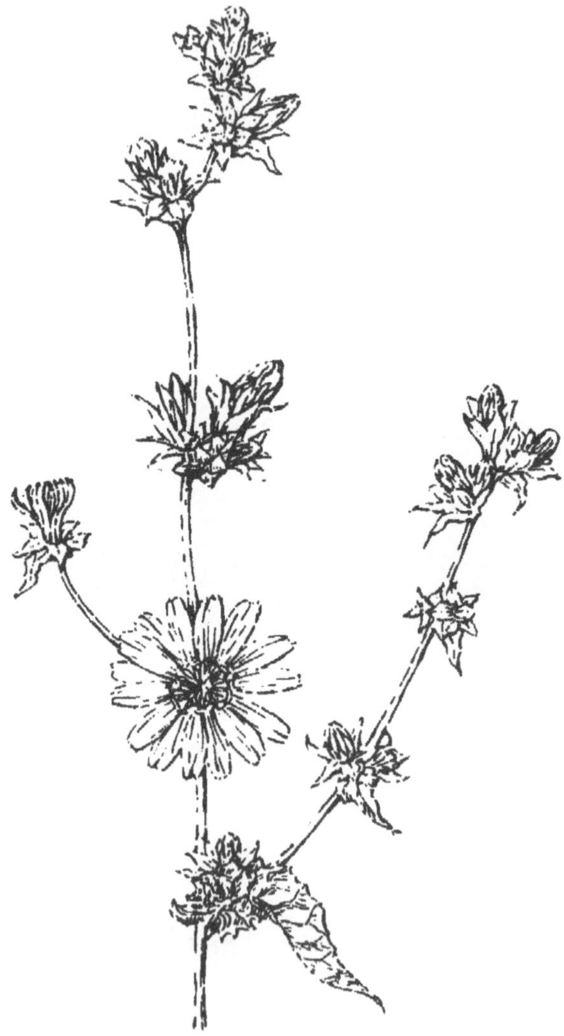

Planta perene de muitos ramos, que alcança 90 cm de altura, encontrada no saibro, em terrenos cascalhentos, gredosos e incultos, e à beira de estradas e campos. Somente umas poucas flores estrelárias, de um azul brilhante, se abrem ao mesmo tempo. Delicadíssimas, murcham logo que são colhidas.

Princípio: *Chicory* relaciona-se com os potenciais da alma ligados à maternidade e ao amor desinteressado. No estado negativo de *Chicory*, estas qualidades se tornam negativas, concentrando-se egoisticamente no eu.

Chicory — Sintomas-chave

Atitude possessiva, interferindo excessivamente e manipulando secretamente. Exigindo apoio total dos circunstantes e caindo na autocomiseração quando não vê satisfeita a sua vontade.

Sintomas devidos ao bloqueio de energia

- Egoísta, dominador; atitude demasiado exigente.
- Presta atenção às necessidades, desejos e progressos da família e do círculo de amigos, como uma galinha choca.
- Gosta de fazer comentários constantes, sugestões e críticas.
- Demasiado solícito.
- Nada faz sem pensar se ganhará algo em troca.
- Egoísmo, amor condicional: "Eu o amo, contanto que..."
- Procura encontrar muitas coisas por via indireta.
- Brincando de diplomata, manipula e habilmente consegue angariar a vontade do outro, ou conservar sua influência sobre ele.
- Chantagem emocional.
- Quer manter laços emocionais que já tiveram o seu momento, como, por exemplo, o relacionamento entre mãe e filho, a situação entre noivo e noiva, etc.
- Acha difícil perdoar e esquecer.
- Medo secreto de perder amigos, relações ou propriedades.
- Sente-se facilmente desprezado, deixado para trás ou ferido.
- Autocomiseração: "ninguém me ama".
- Exagera na descrição do seu "suplício".

- Pode recorrer à doença, em determinadas ocasiões, para ganhar simpatia ou lograr os seus fins.
- Fica muito zangado quando as coisas não ocorrem de acordo com seus desejos, possivelmente bancando o mártir.
- Pode debulhar-se em lágrimas diante da ingratidão alheia.
- Fala do que "o outro me deve".
- Crianças que necessitam constantemente de atenção.
- Problemática psicológica de mãe.

Transformação potencial posterior

- A mãe eterna (arquétipo).
- Dedica-se aos outros com muito amor e dedicação.
- Dá sem nada esperar em troca ou sem precisar disso.
- Calor, bondade, sensibilidade; seguro de si.
- Proporciona segurança e um sentido de proteção aos outros.

9
Clematis, Clematis Vitalba, vide-branca

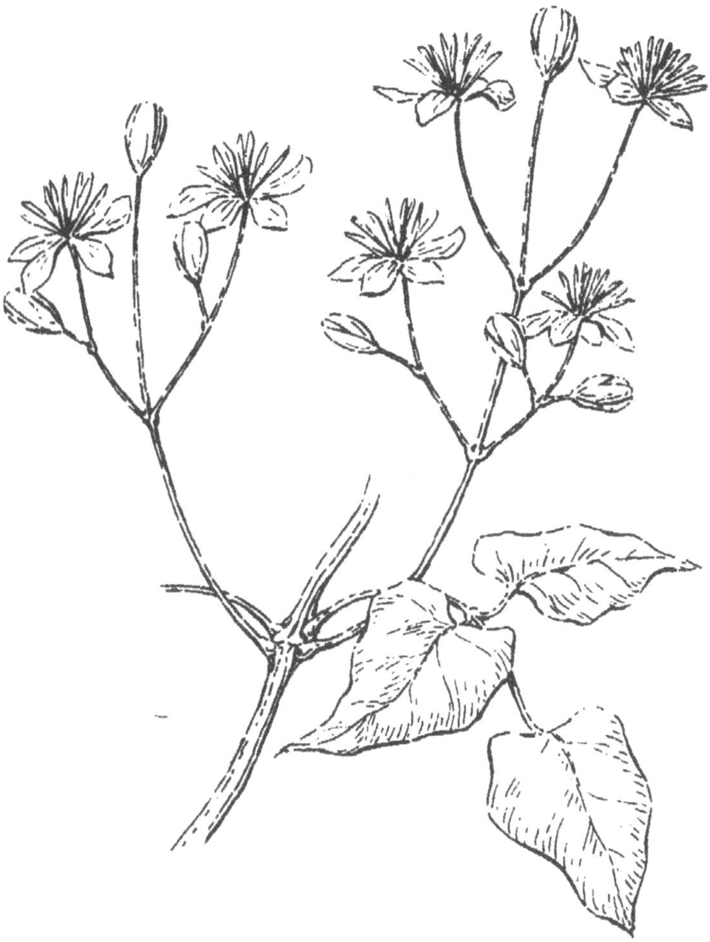

Trepadeira silvestre, encontrada em solos gredosos e de pedra calcária, em taludes, sebes, bosques, cerrados e matas. O caule da planta mais velha chega a 12 metros de comprimento e tem forma de corda. Floresce de julho a setembro. As flores perfumadas são circundadas de quatro sépalas penugentas, de um branco esverdeado. No outono, os estames se desenvolvem em longos fios prateados, como filamentos semelhantes aos cabelos de um velho, de onde provém o nome popular *old man's beard* (barba-de-velho).

Princípio: *Clematis* relaciona-se com o potencial da alma ligado ao idealismo criativo. No estado negativo de *Clematis*, a personalidade procura tomar a menor parte possível na vida real, recolhendo-se ao seu próprio mundo de rica imaginação.

Clematis — Sintomas-chave

Sonhador; pensamentos sempre em outro lugar; escassa atenção ao que acontece à sua volta.

Sintomas devidos ao bloqueio de energia

- Perdido em seus pensamentos, distraído, sonha de olhos abertos.
- Nenhum interesse agudo pela situação presente, vive mais em seu próprio mundo de fantasia.
- "Errante entre os mundos", na realidade freqüentemente não se sente em casa.
- Dá muito espaço para a fantasia em sua vida.
- Parece um tanto confuso, um pouco desorientado.
- Alimenta idéias irreais e ilusórias quando surgem problemas.
- O olhar desconcentrado e os olhos de visionário são típicos.
- Parece sonhador e nunca inteiramente desperto.
- Reage com a mesma indiferença às boas e más notícias.
- Raras vezes demonstra alguma agressão ou ansiedade, porque não está todo no presente.
- Falta de vitalidade, apático, de vez em quando muito pálido.
- Experimenta facilmente a sensação de mãos e pés frios ou "mortos", ou a sensação de vazio na cabeça.

- Sensação de flutuação, não raro sentindo-se dopado, como se estivesse anestesiado.
- Precisa de muito sono, gosta de dormir, cabeceia nos momentos mais esquisitos.
- Desfalece com facilidade, tendência para desmaios.
- Fraca imagem do corpo, tende a se chocar com as coisas.
- Memória fraca, não tem o sentido do pormenor, porque, desinteressado, não se esforça para prestar a devida atenção.
- Sujeito a apresentar problemas de visão ou de audição, pois os olhos e os ouvidos são mais ligados ao interior do que ao exterior.
- Quando está doente mostra pouco desejo de sarar depressa; o instinto físico de conservação é fraco.
- Não consegue mais distinguir muito bem entre fantasia e realidade.
- Dons criativos não aproveitados; tem dotes artísticos; exerce cargos comuns só para prover seu sustento.

Transformação potencial posterior

- Tem o domínio do mundo das idéias e encontra, todos os dias, novo interesse pelo mundo real, porque as conexões entre os diferentes mundos e o sentido mais profundo por trás deles são compreendidos e aceitos.
- Decidido a dar à criatividade expressão física, como, por exemplo, escritor, desenhista, ator, etc.

10
Crab Apple, Malus Pumila, macieira

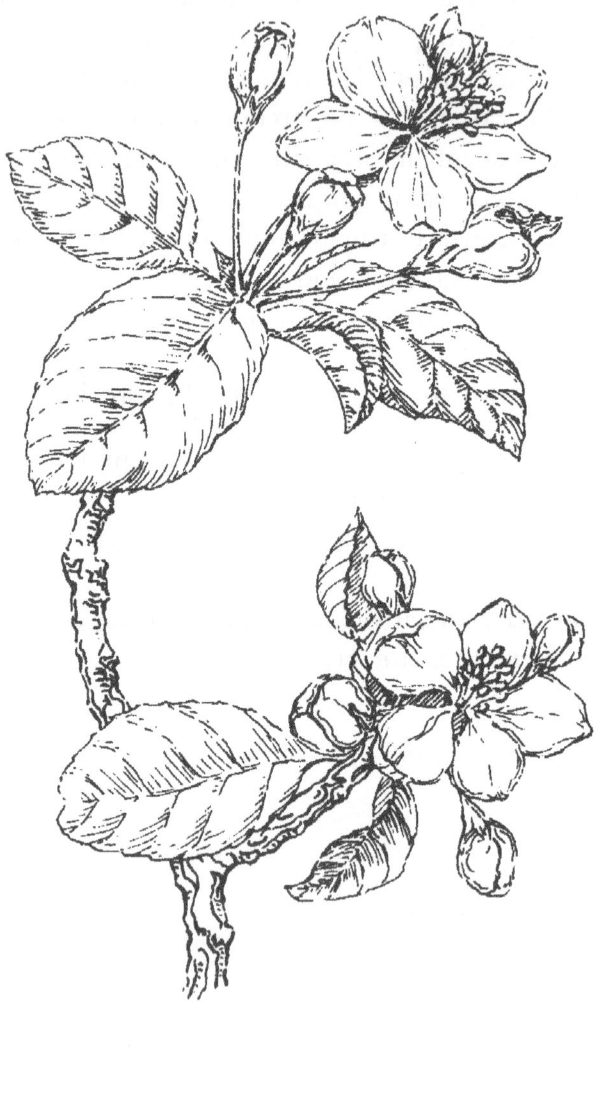

Provavelmente uma macieira cultivada, que se tornou silvestre. Deita uma coroa de rebentos curtos, semelhantes a espinhos. Altura máxima é de 10 metros. A árvore cresce em sebes arbóreas, clareiras de bosques e matas. As pétalas em forma de coração são de um rosado rico por fora, e brancas por dentro com apenas laivos cor-de-rosa. Floresce em maio.

Princípio: *Crab Apple* relaciona-se com a esfera da ordem, da pureza e da perfeição. Em geral caem no estado *Crab Apple* negativo as pessoas que têm idéias muito definidas sobre como devem ser o mundo que as rodeia, o seu corpo, a sua vida interior: sem mácula. O que quer que não esteja à altura desse ideal de pureza pessoal as confunde e perturba.

Crab Apple — Sintomas-chave

Sente-se interna ou externamente sujo, infectado. Aversão por si mesmo. Perde-se em pormenores. "Floral da limpeza."

Sintomas devidos ao bloqueio de energia

- Ênfase demasiada dada ao princípio da pureza da alma e do espírito e/ou do físico.
- Acentuada sensação de "higiene psíquica".
- Aversão por si mesmo por haver feito alguma coisa em desacordo com a própria natureza interior.
- Sente que precisa limpar todos os pensamentos impuros.
- Sente-se pecaminoso, emporcalhado.
- Superestima o pormenor, perdendo de vista o plano global.
- Perde-se em minúcias, deixa-se tiranizar por ninharias.
- Dona de casa perfeita, mostra uma exatidão pedante.
- Tudo tem de estar sempre limpo como um alfinete.
- Sensível à falta de ordem, tanto em público quanto na vida particular.
- Tem problemas, às vezes, com todos os atos terrenos e físicos, como, por exemplo, dar de mamar e beijar.
- Acha repugnante os que têm erupções cutâneas, pés suados, manchas, verrugas, etc.
- Alergia interior provocada por todas as formas de sujeira, insetos, perigos de bactérias, etc.

- Grande necessidade de asseio, e até necessidade de banhar-se com freqüência.
- Medo de comidas que possam estar estragadas, medo de sanitários sujos, medicamentos errados, poluição ambiental, etc.
- Grande necessidade de exteriorizar-se: tosse nervosa, tosse crônica, coriza crônica, etc.

Transformação potencial posterior

- Generoso, as pequenas coisas não alteram sua compostura.
- Vê tudo na perspectiva apropriada.
- Sentido do quadro global.
- Reconhece as questões não resolvidas e é capaz de transformá-las.

11
Elm, Ulmus Procera, olmo

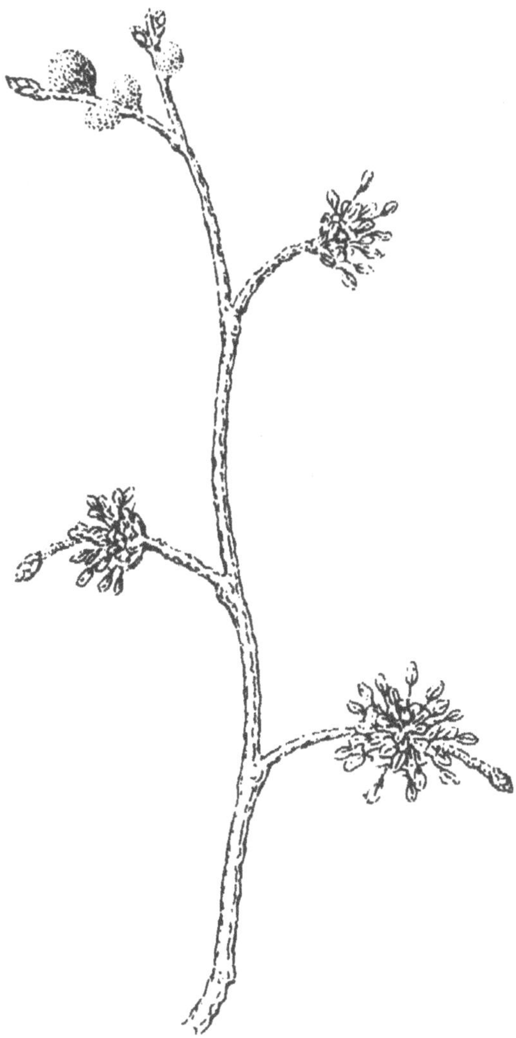

Flores entre fevereiro e abril, dependendo do tempo, em matas e sebes formadas de árvores. As flores pequenas, muito numerosas, violáceas-acastanhadas, crescem em cachos e desabrocham antes das folhas.

Princípio: *Elm* relaciona-se com o princípio da responsabilidade. Ao contrário de muitos outros remédios florais do dr. Bach, a energia de *Elm* geralmente se mostra em sua forma positiva. Na forma negativa revela-se como os "momentos de fraqueza na vida dos fortes", quando as pessoas de capacidade e responsabilidade acima da média se sentem, de repente, tão exaustas que já não se julgam à altura da tarefa proposta.

Elm — Sintomas-chave

Sentimento temporário de inadequação. Subjugado pelas responsabilidades.

Sintomas devidos ao bloqueio de energia

- Sente-se avassalado, de repente, por uma tarefa.
- Sente que as responsabilidades são muitas.
- Sente que não tem forças para realizar tudo o que precisa e deseja realizar.
- Fases de depressão e exaustão em caracteres fortes, cuja confiança em si mesmo, normalmente excelente, desaparece temporariamente.
- Sentimentos temporários de infelicidade devidos à exaustão.
- Duvida temporariamente das suas capacidades e adequação a uma determinada função.
- Não sabe mais por onde começar.
- Está numa situação em que se tornou indispensável e agora acredita não poder abrir mão da responsabilidade.
- Aceitou tarefas demais, não consegue fazer mais nada.

Transformação potencial posterior

- Altruísmo inerente.
- Segue o chamado interior.
- Talentos acima da média, grande potencial.
- Líder natural, positivo.

- Muito responsável.
- Senhor de si, confiante.
- Responsável, digno de confiança.
- Convicção inabalável de que a ajuda chegará no momento certo.
- Pronto para tentar o impossível se for uma questão de superar dificuldades relacionadas com o todo.
- Capaz de ver problemas em sua perspectiva adequada.

12
Gentian, Gentiana Amarella, genciana

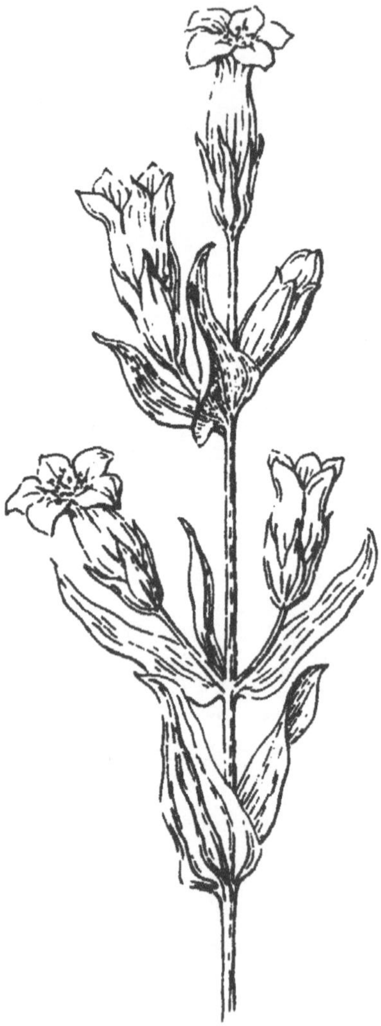

Planta bianual, de 15 a 20 cm de altura, que cresce nos pastos montanhosos secos, rochedos e dunas. As flores, numerosas, apresentam colorações que vão de carmesim ao purpurino. Colhem-se de agosto a outubro.

Princípio: Também na Europa central *Gentian* se relaciona com Deus e a fé. O floral de Bach, *Gentian*, relaciona-se com o conceito de fé, que não deve ser tomado apenas no sentido religioso. Pode ser também a fé no sentido da vida, numa ordem mais elevada, num certo princípio de vida, numa filosofia.

Gentian — Sintomas-chave

Cético, hesitante, pessimista, facilmente desalentado.

Sintomas devidos ao bloqueio de energia

- Sente-se deprimido e não sabe por quê.
- Às vezes parece até gostar do seu pessimismo.
- Basicamente cético.
- As dúvidas são proclamadas, seja qual for a situação.
- Incerteza em razão da falta de fé e de confiança.
- Esmorece e decepciona-se facilmente ao surgirem dificuldades inesperadas.
- Recaídas temporárias "derrubam a gente".
- Não consegue compreender que a falta de fé pode ser a causa dessas situações.

Transformação potencial posterior

- Capacidade de viver com os conflitos.
- Convicção de que, se fizermos o melhor que pudermos, não haverá fracasso.
- Certeza de que os problemas poderão ser superados.
- Confiança inabalável, apesar das circunstâncias difíceis.
- Capaz de ver "a luz na escuridão" e de transmitir essa sensação às outras pessoas.

13
Gorse, Ulex Europaeus, tojo

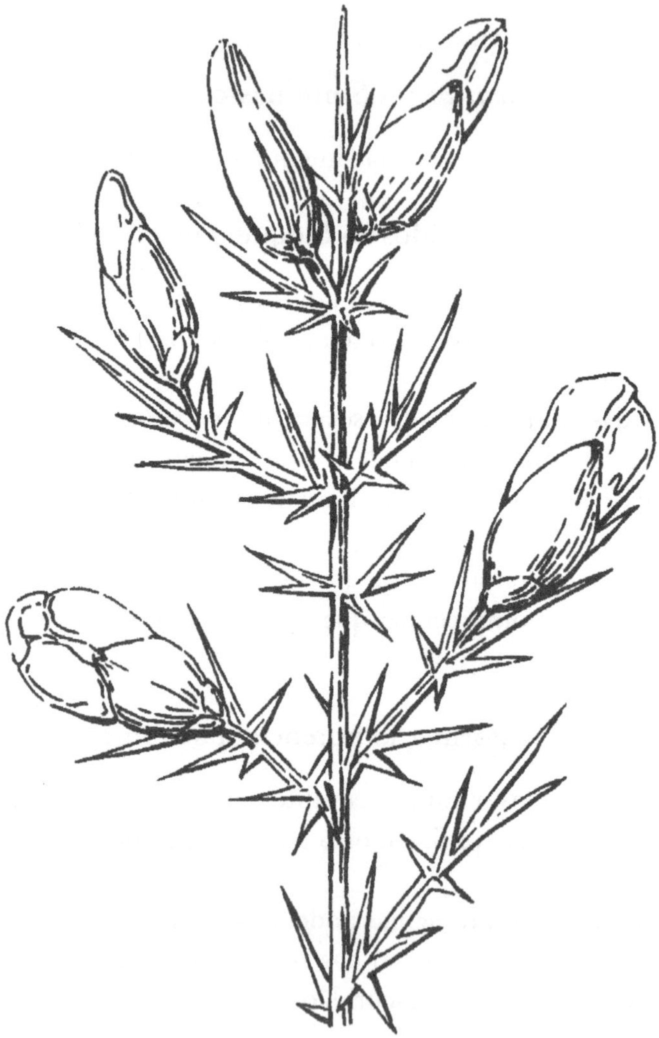

Cresce em terrenos pedregosos, terras de pastagens secas e charnecas. O tojo floresce de fevereiro a junho.

Princípio: Gorse encarna a qualidade da alma ligada à esperança. No estado negativo de *Gorse*, a esperança foi abandonada.

Gorse — Sintomas-chave

Desesperança, completo desespero — sensação de "Ora, de que adianta?"

Sintomas devidos ao bloqueio de energia

- Estagnação na lida com o próprio destino.
- Já não ousa esperar uma mudança na sua situação.
- Está deprimido, resignado, intimamente cansado.
- Já não tem suficiente energia para fazer outra tentativa.
- Desiste intimamente e espera que alguma coisa lhe venha de fora.
- Permite que os parentes o persuadam a tentar outro tratamento, contrariando sua convicção íntima; depois fica desapontado quando acontecem retrocessos sem importância.
- Teve, quando criança, uma doença crônica ou cresceu em contato com pessoas doentes.

Transformação potencial posterior

- Está convencido de que tudo acabará bem.
- Assume uma atitude diferente diante da sua posição sem esperança, é capaz de aceitar o destino.
- Compreende que não se deve dizer "nunca", e que é possível esperar.
- Em casos menos graves surge uma nova esperança de cura, e esse é o primeiro passo no sentido da recuperação.

14
Heather, Calluna Vulgaris, urze

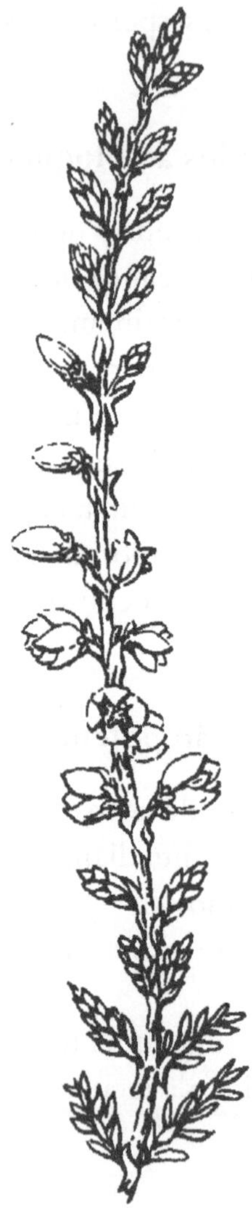

Não deve ser confundida com a espécie *Erica*, de flores vermelhas. Floresce de julho a setembro, com flores cor de malva e cor-de-rosa, ocasionalmente brancas, em charnecas, charcos e lugares estéreis abertos.

Princípio: *Heather* relaciona-se com as qualidades da alma ligadas à empatia e à disposição para ajudar. No estado negativo de *Heather*, só nos preocupamos conosco e com os nossos problemas, e até tentamos resolvê-los à custa dos outros. Esse estado aparece de forma extrovertida ou introvertida.

Heather — Sintomas-chave

Centrado em si mesmo, obcecado pelos próprios problemas e assuntos, necessita constantemente de um auditório; é a "criança carente".

Sintomas devidos ao bloqueio de energia

- Pensamentos inteiramente concentrados em problemas pessoais, leva-se a si mesmo terrivelmente a sério.
- Necessita compulsivamente de falar com todos sobre si mesmo.
- Toma conta da conversação e imediatamente dirige o assunto para si mesmo.
- No desejo de demonstrar o seu ponto de vista, agarra os outros e segura as mangas do interlocutor, não o deixa escapar.
- "Necessita" dos semelhantes.
- Não pode ficar só.
- Tende a exagerar emocionalmente, transformando mosquitos em elefantes.
- Não sabe ouvir.
- Totalmente absorto em seus pensamentos, não tem ouvidos para os outros.
- Externamente parece mais forte do que é, por isso não consegue muita solidariedade.
- Lar da infância com freqüência sem calor humano, como criança sentiu-se carente.
- Está nos primeiros estágios do desenvolvimento espiritual, quando se vê diante do ego e precisa exteriorizar inúmeras experiências interiores.

Transformação potencial posterior

- O adulto simpático, com grande empatia.
- Bom ouvinte, parceiro interessado na discussão.
- Capaz de participar inteiramente nos assuntos dos outros ou de fazer alguma coisa que precisa ser feita.
- Irradia força e confiança.

15
Holly, Ilex Aquifolium, azevinho

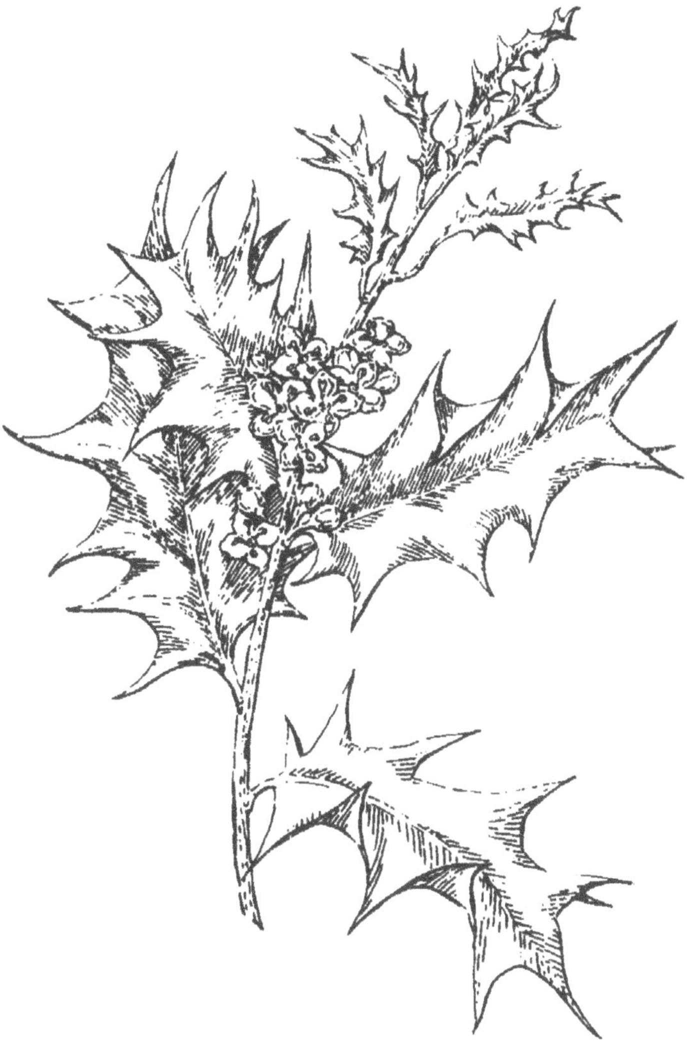

Árvore ou arbusto de folhas acetinadas sempre verdes e bagas vermelhas brilhantes, que cresce nas matas e sebes formadas de árvores. As flores masculinas e femininas, brancas, ligeiramente perfumadas, em geral crescem em árvores diferentes, e desabrocham em maio e junho.

Princípio: Com um nome que soa quase como "*holy*" (sagrado), o *holly* é trazido para dentro de casa no Natal, nos países de língua inglesa, para simbolizar o nascimento de Cristo e a consciência cristã em nosso coração. Não se trata de mera coincidência. O remédio floral *Holly* encarna o princípio do amor divino, oniabrangente, amor que mantém este mundo e que é maior do que a razão humana.

Holly — Sintomas-chave

Emocionalmente irritado; ciúme, desconfiança, sentimentos de ódio e inveja em todos os níveis.

Sintomas devidos ao bloqueio de energia

- O coração endurece.
- Está descontente, infeliz, frustrado, mas nem sempre sabe por quê.
- Sentimentos de inveja e ódio.
- Ciúme, desconfiança, espírito de vingança.
- Maldade.
- Medo de estar sendo enganado.
- Desconfia dos outros, mal-entendidos.
- Suspeita de um aspecto negativo em muitas coisas.
- Desconfia facilmente dos outros.
- Sente-se freqüentemente magoado ou ofendido.
- Deprecia os outros em seu coração.
- Raiva, cólera, explosões violentas de mau-humor, que podem encontrar expressão física (muitas vezes em crianças).

Transformação potencial posterior

- Vive em harmonia e irradia amor.
- Profunda compreensão das emoções humanas.

- Capaz de sentir prazer com as realizações e sucessos dos outros, ainda que ele mesmo tenha problemas.
- Tem um sentido do plano das coisas, e é capaz de reconhecer cada pessoa em seu devido lugar.

16
Honeysuckle, Lonicera Caprifolium, madressilva

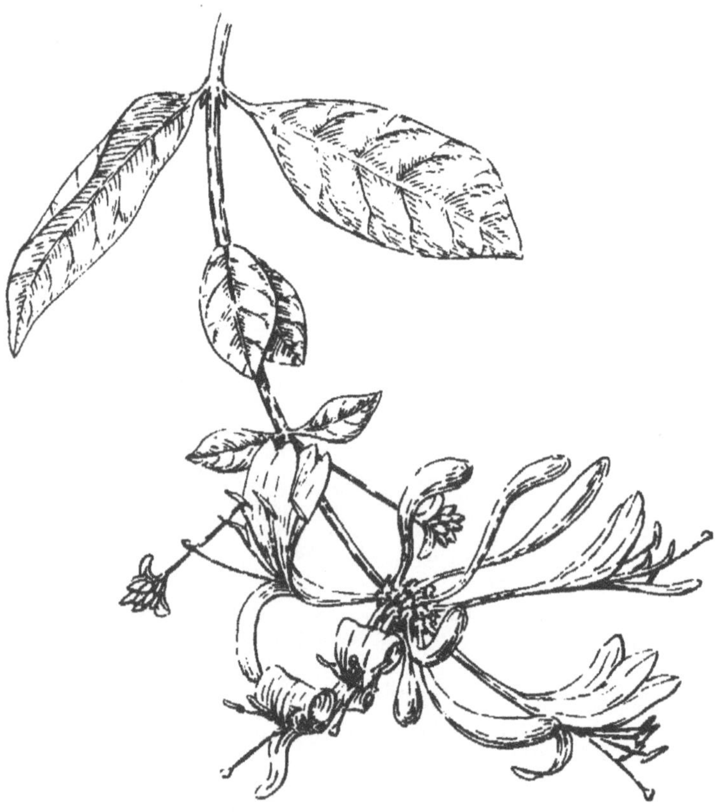

Trepadeira vigorosa, fragrante, encontrada em regiões arborizadas, nas orlas das florestas e nas charnecas. As pétalas, avermelhadas por fora e brancas por dentro, ficam amarelas durante a polinização. Menos comum do que a madressilva de flores amarelas, floresce de junho a agosto.

Princípio: *Honeysuckle* relaciona-se com o princípio da capacidade para mudança e para estabelecer vínculos. No estado negativo de *Honeysuckle*, a conexão com a corrente da vida é fraca.

Honeysuckle — Sintomas-chave

Saudade do passado; sente pesar pelo passado; não vive no presente.

Sintomas devidos ao bloqueio de energia

- Refere-se constantemente ao passado, em sua mente e na conversação com os outros.
- Glorifica o passado, esperando que ele volte.
- Rememora, melancólico, os bons velhos tempos.
- Não consegue recuperar-se da perda de uma pessoa amada (por exemplo, um dos pais, filho, cônjuge).
- Vive totalmente imerso em recordações.
- Saudades do lar.
- Lamenta haver perdido uma oportunidade ou não ter realizado um sonho.
- Tem pouco interesse pelos problemas atuais porque não consegue esquecer acontecimentos do passado.
- Anseia por poder recomeçar.
- Lembranças da infância, às vezes são especialmente pobres.
- Um determinado acontecimento do passado está tão presente como se tivesse acontecido ontem.

Transformação potencial posterior

- Tem um relacionamento vivo com o passado, mas vive no presente.
- Aprendeu com a experiência passada, mas não se agarra a ela.
- É capaz de preservar, no presente, o que era belo no passado.
- É capaz de trazer o passado de volta à vida (por exemplo, como um escritor, um arqueólogo, um historiador).

17
Hornbeam, Carpinus Betulus, carpino

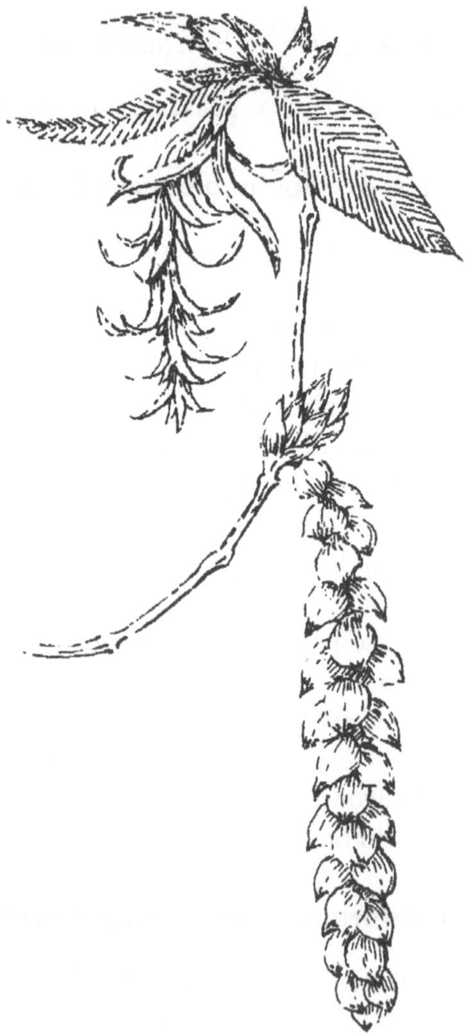

Árvore superficialmente semelhante à faia, porém menor e mais verde, que cresce isolada ou em grupos nas matas e nos bosques. As flores pendentes masculinas e a flores eretas femininas, de um verde pardacento, desabrocham em abril ou maio.

Princípio: *Hornbeam* associa-se ao potencial da alma ligado à vitalidade interior e ao viço da mente. No estado negativo de *Hornbeam* sentimos grande cansaço e exaustão, muito embora isso ocorra sobretudo na mente.

Hornbeam — Sintomas-chave

Cansaço; exaustão mental, acredita-se fraco demais para cumprir as tarefas diárias, mas acaba dando conta delas.

Sintomas devidos ao bloqueio de energia

- Cabeça pesada, cansado e exausto.
- Ressaca mental, "sensação de segunda-feira de manhã".
- Dor de cabeça depois de assistir televisão por muito tempo, depois de ler muito, e outras exigências feitas aos sentidos.
- Sensações privadas de vigor; bloqueio mental.
- Ao acordar, dúvidas de que as tarefas do dia poderão ser finalizadas, mas isso melhora depois que começamos a realizá-las.
- Exausto física e mentalmente.
- Depois de uma doença prolongada, recupera lentamente a vontade de voltar ao trabalho.
- Acredita ser impossível começar o trabalho sem estimulantes, como o café, o chá ou algum outro tipo de tônico.
- Reanima-se quando ocorre inesperadamente alguma coisa interessante.
- A vida está exageradamente organizada e tem um excesso de rotina.
- Cansaço mental devido a anos de trabalho rotineiro.
- Levanta-se mais cansado da cama, pela manhã, do que se sentia ao deitar-se.
- Pressão ou sensação de queimadura nos olhos ou em torno deles.
- Freqüente degeneração do tecido conjuntivo.
- Muitas vezes: fraqueza do tecido conjuntivo em decorrência de tensão mental.

- Muitas vezes em pessoas que descendem de "famílias antigas".

Transformação potencial posterior

- Mente vivaz, cabeça clara e fria, aprecia a variedade.
- É claro que seremos capazes de cumprir as tarefas que temos pela frente, ainda que pareçam estar acima das nossas forças.

18
Impatiens, Impatiens Glandulifera

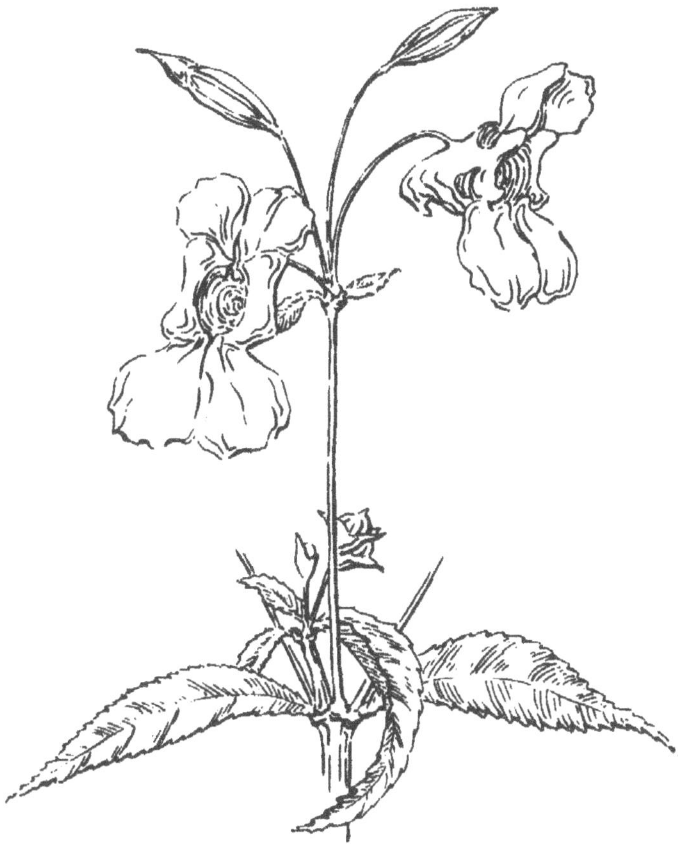

Planta anual carnuda, que chega a medir 180 cm de altura; cresce em margens de rios e canais e em terras baixas e úmidas. A coloração das flores vai do carmesim ao avermelhado malváceo e aparece entre julho e setembro.

Princípio: *Impatiens* relaciona-se com as qualidades da alma ligadas à paciência e à delicadeza. No estado negativo de *Impatiens*, somos impacientes, e nossa tensão interior tende a tornar-nos irritadiços para com os demais.

Impatiens — Sintomas-chave

Impaciente, irritadiço, reações excessivas.

Sintomas devidos ao bloqueio de energia

- Tensão proveniente de rápida atividade mental.
- Espera que tudo ande depressa e suavemente.
- Acha difícil aguardar que as coisas sigam o seu curso.
- As pessoas que trabalham mais devagar causam-lhe frustração.
- Impaciência e falta de tato com os outros, mais lentos.
- A impaciência fá-lo tirar as palavras da boca dos outros.
- Impacientemente, toma as coisas nas próprias mãos.
- A impaciência leva-o a decisões precipitadas.
- Insta com os outros que se apressem.
- Prefere trabalhar só, no próprio ritmo.
- Grande desejo de independência.
- Esquenta-se com facilidade e é seco e brusco, mas a raiva passa com a mesma rapidez.
- Crianças que não conseguem ficar quietas.
- Tensão exterior extrema torna-o sujeito a acidentes, embora seja capaz de reagir prontamente.
- Reações físicas nervosas das mãos, parece um boneco de mola.
- Reações físicas de esgotamento de energia provenientes de atividade exagerada, estados de exaustão temporários e dor súbita proveniente da tensão nervosa.

Transformação potencial posterior

- Capta rapidamente as coisas, pensa e age depressa.
- Mente independente.
- Dons acima da média.
- Paciência, delicadeza de sentimentos.
- Delicadeza, empatia e compreensão dos outros.
- Capaz de usar os próprios talentos diplomaticamente em benefício de todos.

19
Larch, Larix Decídua, lariço

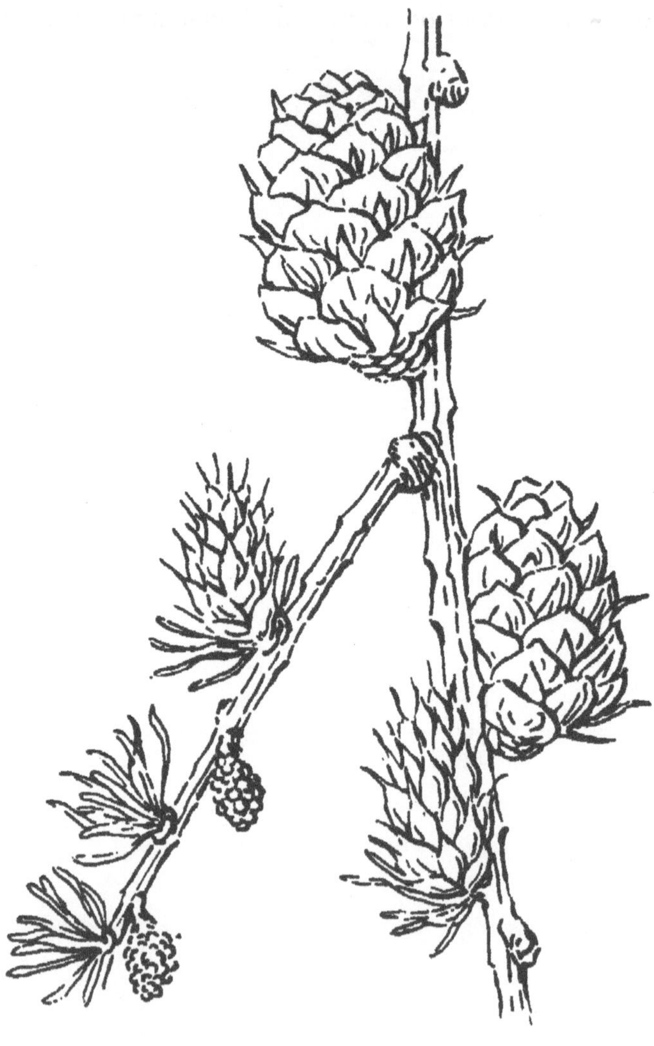

Árvore graciosa, que atinge uma altura de mais de 30 metros, prefere os morros e as orlas das florestas. As flores masculinas e femininas crescem na mesma árvore. Desabrocham numa ocasião em que as agulhas acabam de tornar-se visíveis como minúsculos tufos verdes e brilhantes.

Princípio: Larch relaciona-se com a qualidade da alma ligada à confiança em si. No estado negativo de *Larch*, a pessoa se sente inferior aos outros desde o princípio.

Larch — Sintomas-chave

Espera falhar, em razão da falta de confiança em si próprio; complexos de inferioridade.

Sintomas devidos ao bloqueio de energia

- Sente-se automaticamente inferior aos outros.
- Admira os outros, não se acredita capaz de triunfar.
- Nunca espera coisa alguma senão o fracasso.
- Como está firmemente convencido de que não pode fazer alguma coisa, nem tenta fazê-la.
- Hesitante e passivo em virtude da falta de confiança em si.
- Usa a enfermidade como desculpa para não precisar arrostar um problema qualquer.
- Falsa modéstia por falta de confiança em si.
- Sente-se inútil e impotente.

Transformação potencial posterior

- É realista no enfrentamento dos problemas.
- Persevera, até quando há impedimentos.
- É capaz de avaliar situações objetivamente.

20

Mimulus, Mimulus Guttatus, mimulus

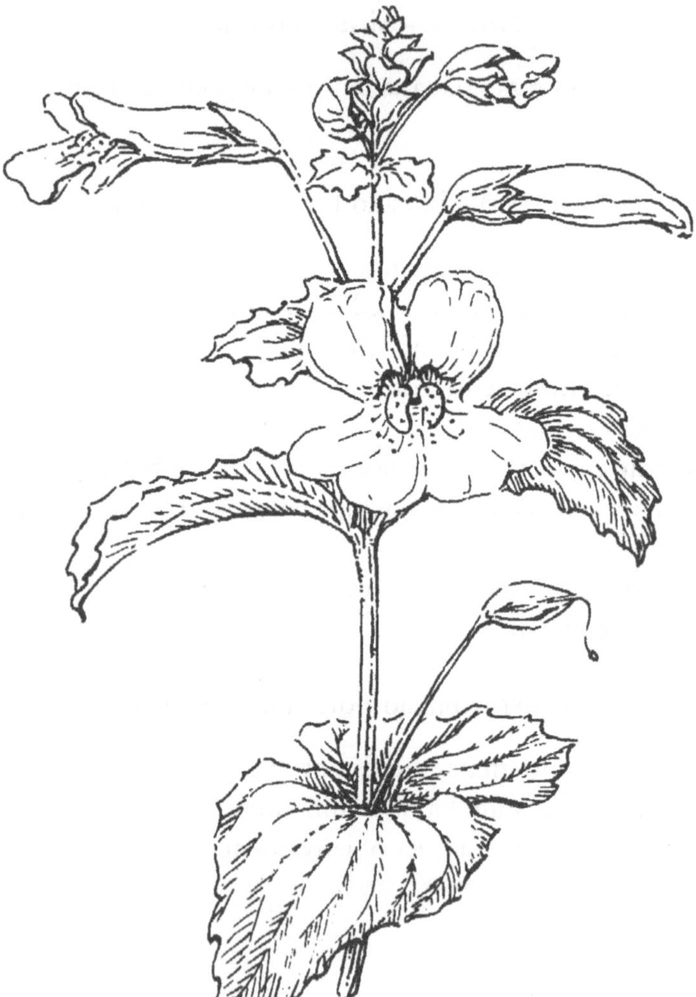

Imigrante da América do Norte, esta planta perene, de cerca de 30 cm de altura, cresce ao longo de regatos, rios e em lugares úmidos. As grandes flores solitárias amarelas desabrocham entre junho e agosto.

Princípio: *Mimulus* relaciona-se com as qualidades da alma ligadas à coragem e à confiança. No estado negativo de *Mimulus*, precisamos aprender a superar os nossos medos.

Mimulus — Sintomas-chave

Medos específicos que podem ser nomeados; acanhamento, timidez, medo do mundo.

Sintomas devidos ao bloqueio de energia

- Acanhado, tímido, reservado, muito sensível fisicamente.
- Tem medo de uma situação, mas o medo é mantido em segredo.
- Ansiedades e fobias específicas, como:
  medo do frio, medo do escuro, medo de doença e da dor;
  medo do câncer, medo da morte, medo do futuro, medo de acidentes, medo pela saúde, medo de perder os amigos;
  medo de aranhas, ratos, cães, etc.
  medo de telefonemas, medo de situações novas;
  medo súbito, medo de limiares, medo do palco;
  medo de ter de ser internado em hospitais, etc.
- Todos os tipos de hipersensibilidade: ao frio; ao ruído; à rudeza; às palavras ditas em voz alta; ao conflito; às contradições; à agressão; a pessoa não quer que lhe dirijam a palavra, etc.
- Inseguro devido ao nervosismo, tem dificuldades ocasionais para falar ou gagueja; riso nervoso.
- Enrubesce com facilidade.
- Adia as decisões por medo.
- Tem medo de ficar sozinho, mas mostra-se acanhado e nervoso na companhia dos outros.
- Fica muito ansioso quando encontra oposição ou quando as coisas não dão certo.
- A presença dos outros o enerva.

- Excessivamente cauteloso durante a convalescença, não se atreve, por exemplo, a movimentar a perna quebrada com medo de machucá-la ou de desarrumar o curativo.
- Adoece com facilidade, quando enfrenta as coisas de que tem medo.
- Os bebês choram pela manhã ao acordar sem motivo conhecido.
- As crianças medrosas se agarram à mãe, por exemplo, em concentrações de pessoas, em escadarias escuras, ao avistarem cães, etc.

Transformação potencial posterior

- Belo caráter; sensível.
- Ultrapassou as ansiedades, é capaz de enfrentar o mundo com equanimidade.
- Coragem pessoal e compreensão dos que se encontram em situação semelhante.

21
Mustard, Sinapis arvensis, mostarda

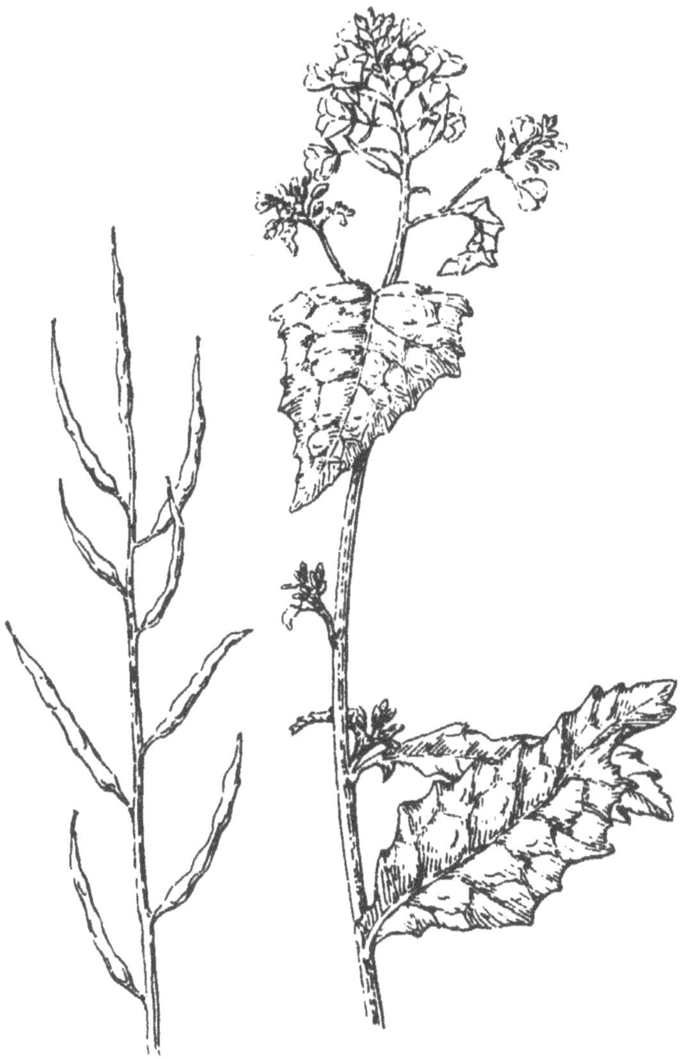

Planta anual, de 30 a 60 cm de altura, que cresce nos campos e à beira dos caminhos. As flores amarelas brilhantes formam primeiro espigas curtas, que logo se desenvolvem, transformando-se em vagens. Floresce de maio a julho.

Princípio: *Mustard* relaciona-se com as qualidades da alma ligadas à jovialidade e à serenidade. No estado negativo de *Mustard*, uma depressão cai sobre a pessoa como nuvem escura.

Mustard — Sintomas-chave

Períodos de melancolia profunda, desalento, aparecem e desaparecem de repente, sem nenhuma razão aparente.

Sintomas devidos ao bloqueio de energia

- Melancolia profunda, misantropia.
- Alguma coisa pesada, negra, desconhecida desce; a alma está de luto.
- Sentimentos melancólicos, depressivos chegam de repente, de um momento para outro, envolvendo a personalidade qual nuvem negra.
- A pessoa sente-se excluída da vida normal, todas as luzes se apagaram, sensação íntima de finados.
- Não vê nenhuma condição lógica entre essa condição e o resto da sua vida.
- Melancolia profunda, quase não toma conhecimento do presente.
- Completamente introvertida, presa nas redes da melancolia.
- Incapaz de esconder dos outros esse estado de espírito.
- Incapaz de vencer esse estado de espírito com argumentos sensatos.
- Fica à mercê desse sentimento, até que ele se vai por si só; depois se sente como se tivesse acabado de sair da cadeia.
- Tem medo dos acessos, porque é incapaz de fazer alguma coisa para debelá-los.

Transformação potencial posterior

- Serenidade interior, jovialidade e estabilidade nos dias serenos e enfarruscados.

22

Oak, Quercus Robur, carvalho

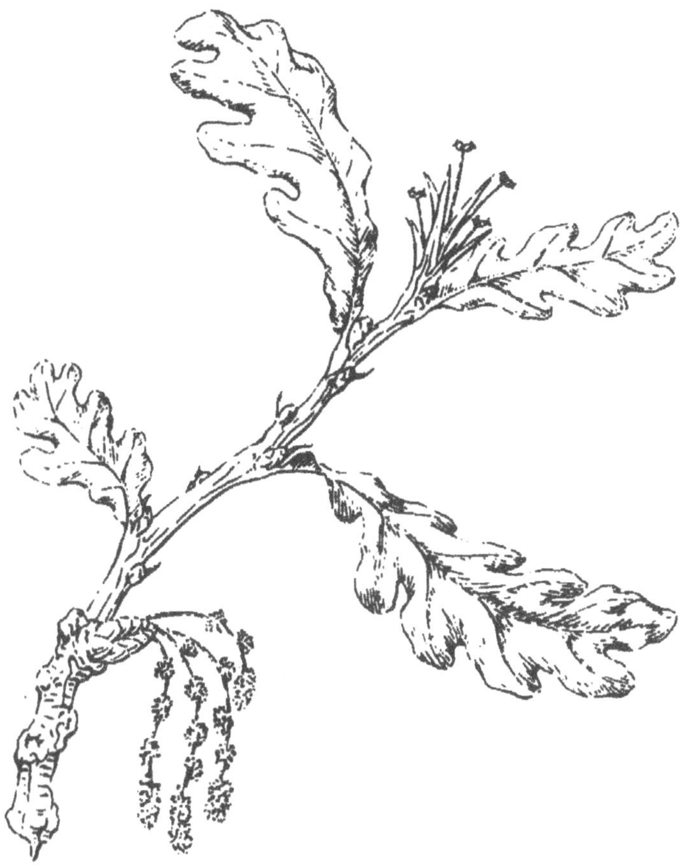

O carvalho era considerado árvore sagrada pelos nossos antepassados. Cresce nas florestas e nos pastos. As flores masculinas e femininas desenvolvem-se na mesma árvore, florescendo entre o fim de abril e o princípio de maio.

Princípio: *Oak* relaciona-se com o potencial da alma ligado à força e à resistência. No estado negativo de *Oak* esses traços do caráter são manejados com excessiva rigidez.

Oak — Sintomas-chave

O lutador vencido e exausto, mas que, não obstante, continua a lutar corajosamente e nunca desiste.

Sintomas devidos ao bloqueio de energia

- Cumpridor dos seus deveres, digno de confiança, tenaz.
- Tende a trabalhar demais e sente-se, então, intimamente deprimido e desanimado.
- Está completamente esfalfado e exausto, mas nunca se queixa.
- Resistência e paciência quase sobre-humanas.
- Infatigável e persistente em suas diligências, nunca desiste.
- Luta bravamente contra todas as dificuldades e nunca perde a esperança.
- Muitas vezes só trabalha por um sentimento do dever.
- Ajuda a carregar os fardos dos outros.
- Ignora seu impulso natural para descansar.
- Faz um esforço para impedir que o cansaço e a fraqueza se manifestem externamente.
- É admirado por não se deixar dominar.

Transformação potencial posterior

- Resistência, fidedignidade, perseverança, força, sensatez.
- Capaz de suportar muito bem grandes tensões.
- Supera todas as vicissitudes da vida com coragem e persistência.

23
Olive, Olea europaea, oliveira

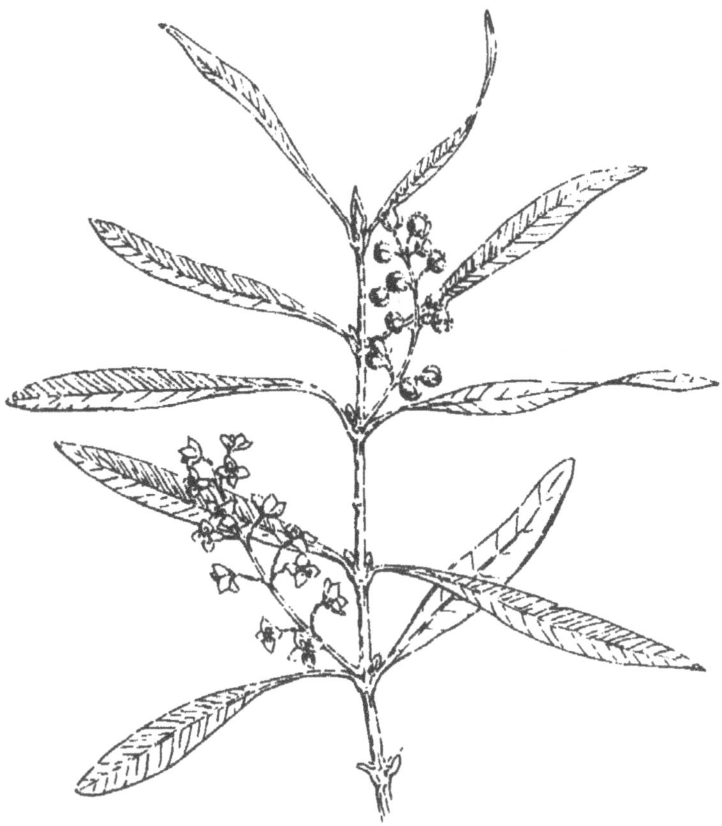

A oliveira, árvore sempre verde nativa dos países mediterrâneos, floresce em diferentes meses da primavera, de acordo com o clima do país em que cresce. A florescência consiste em 20 ou 30 florzinhas brancas despercebidas.

Princípio: A pomba trouxe a Noé um ramo de oliveira para indicar que o dilúvio acabara, e que a paz e a tranqüilidade haviam retornado à Terra. De maneira semelhante, o remédio floral *Olive* relaciona-se com o princípio da regeneração, da paz e do equilíbrio restaurado.

Olive — Sintomas-chave

Completamente exausto, fadiga física e mental extremas.

Sintomas devidos ao bloqueio de energia

- Exaustão energética, tudo é demais.
- Exaustão que se segue a um longo período de tensão ou doença física.
- A pessoa sente-se totalmente sem forças, acabada.
- Sente necessidade de muito sono.
- Não consegue empreender nada, não tem mais vontade.
- Cansaço interior profundo depois de períodos de grande luta e transformação internas, que gastaram muitas energias psíquicas.
- Exaustão após longo período de dedicados cuidados de enfermagem.
- A pessoa não sabe lidar bem com sua energia vital.
- Fases de grande capacidade de ação e de extrema exaustão se alternam constantemente.

Transformação potencial posterior

- Grande força e vitalidade.
- Aparentemente a pessoa tem reservas inesgotáveis de energia.
- Durante os períodos de estresse, confia totalmente na orientação interior e, dessa maneira, é capaz de enfrentar até exigências extremas com jovialidade e bom humor.

24
Pine, Pinus sylvestris, pinheiro-silvestre

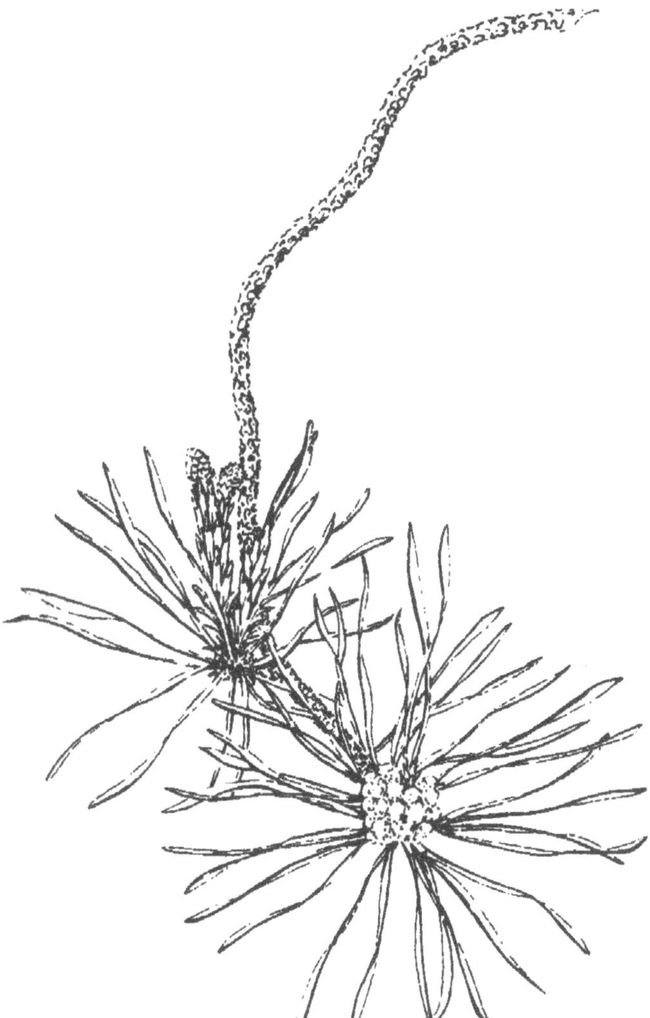

Árvore esguia, que alcança altura superior a 30 metros, com uma casca castanho-avermelhado na parte inferior e laranja-acastanhado na parte superior. Cresce em florestas e charnecas, gosta do solo arenoso. As flores masculinas e femininas crescem na mesma árvore: as flores masculinas são densamente cobertas por um pólen amarelo.

Princípio: *Pine* relaciona-se com as qualidades da alma ligadas à tristeza e ao perdão. Uma pessoa no estado negativo de *Pine* agarrar-se-á aos seus sentimentos de culpa.

Pine — Sintomas-chave

Autocensura, sentimentos de culpa, abatimento.

Sintomas devidos ao bloqueio de energia

- Muitas vezes emprega frases de sentido excusatório na conversação.
- Sente-se freqüentemente culpado, tende a recriminar-se.
- Fica facilmente de consciência pesada.
- Em situações confusas assume a culpa dos outros.
- Sente-se responsável pelos erros alheios.
- Estabelece padrões mais elevados para si mesmo — mais do que para os outros — e sente-se culpado, no fundo, por não poder viver de acordo com eles.
- Ainda que bem-sucedido, sente que poderia ter feito isso ou aquilo melhor ainda.
- Olha mais para os seus limites do que para os seus potenciais; autodestrutivamente, solapa-se a si mesmo com uma auto-imagem negativa.
- Sente-se culpado quando surge a necessidade de falar aos outros com firmeza.
- Acha difícil aceitar qualquer coisa, retrai-se quando a procura é maior do que a oferta.
- Sente que não merece o amor, recusando-se o direito de existir: "Perdoe-me por ter nascido."
- Muitas vezes a atitude é infantil, medrosa.
- Às vezes masoquista, almeja o sacrifício.
- Subestima-se extremamente. Narcisismo negativo.

- Tem conceitos inconscientes do bem e do mal, eivados de um sabor fortemente religioso, vê a sexualidade como um pecado, abriga noções do pecado original, etc.

Transformação potencial posterior

- Admite as próprias faltas, aceitando-as, mas não se agarra a elas.
- Mais do que culpa, sente um pesar genuíno; capaz de perdoar-se e esquecer.
- Tem profunda compreensão da natureza humana, particularmente dos sentimentos humanos.
- Partilha dos fardos alheios, mas somente se forem significativos.
- Dotado de grande paciência, humildade, simplicidade de coração.
- Tem o entendimento verdadeiro do conceito cristão da salvação.

25

Red Chestnut, Aesculus carnea, castanheira-vermelha

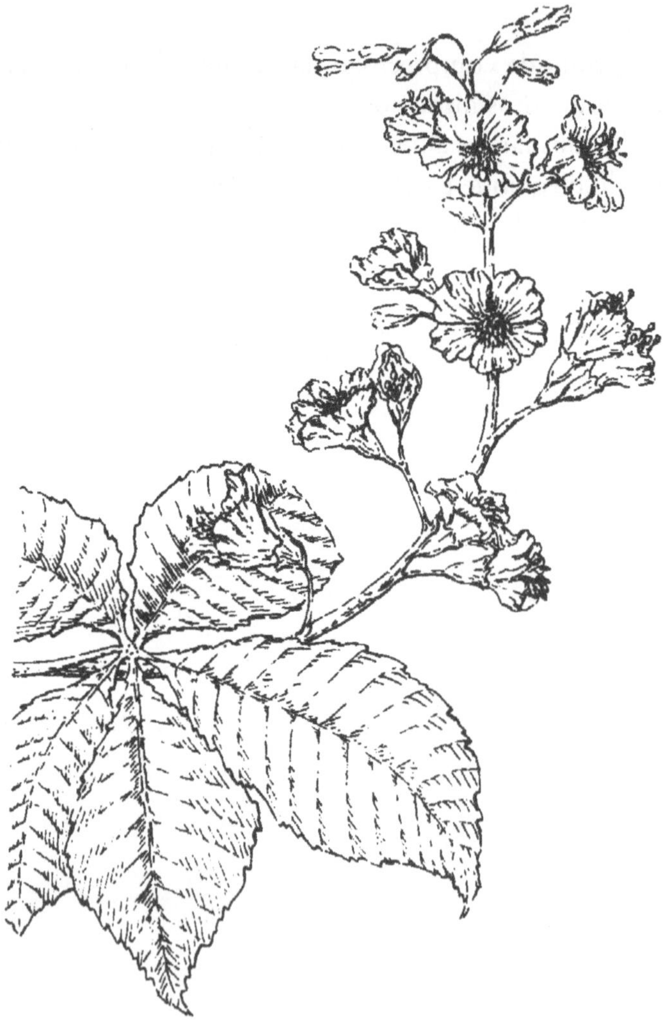

Mais delicado e menos robusto que o castanheiro-da-índia. As flores, de coloração cor-de-rosa forte, aparecem em grandes inflorescências piramidais no fim de maio ou no início de junho.

Princípio: *Red Chestnut* relaciona-se com os potenciais da alma ligados à solicitude e ao amor ao próximo. Característica típica do estado de *Red Chestnut* é o poderoso vínculo de energia entre dois indivíduos.

Red Chestnut — Sintomas-chave

Excessiva solicitude e preocupação com os outros.

Sintomas devidos ao bloqueio de energia

- Tem grande apego às pessoas, sobretudo às queridas.
- Preocupa-se em excesso pela segurança dos outros (filhos, cônjuge), sem medo algum em relação à própria pessoa.
- Preocupa-se com os problemas alheios.
- Participa da vida dos outros como se fosse a própria.
- Pensa que alguma coisa pode ter acontecido à outra pessoa se ela estiver atrasada.
- Receia que um sintoma insignificante possa ser sinal de moléstia grave em outra pessoa.
- Nunca consegue romper totalmente o cordão umbilical com determinada pessoa.
- Pais que admoestam constantemente os filhos para que tomem cuidado.

Transformação potencial posterior

- Capaz de irradiar sentimentos positivos de segurança, bem-estar e coragem a outros que se encontram em situações difíceis.
- Capaz de proporcionar influência e orientação positivas a outros a distância.
- Mantém a cabeça fria nas emergências; capaz de enfrentá-las mental e fisicamente.

26

Rock Rose, Helianthemum nummularium, cisto

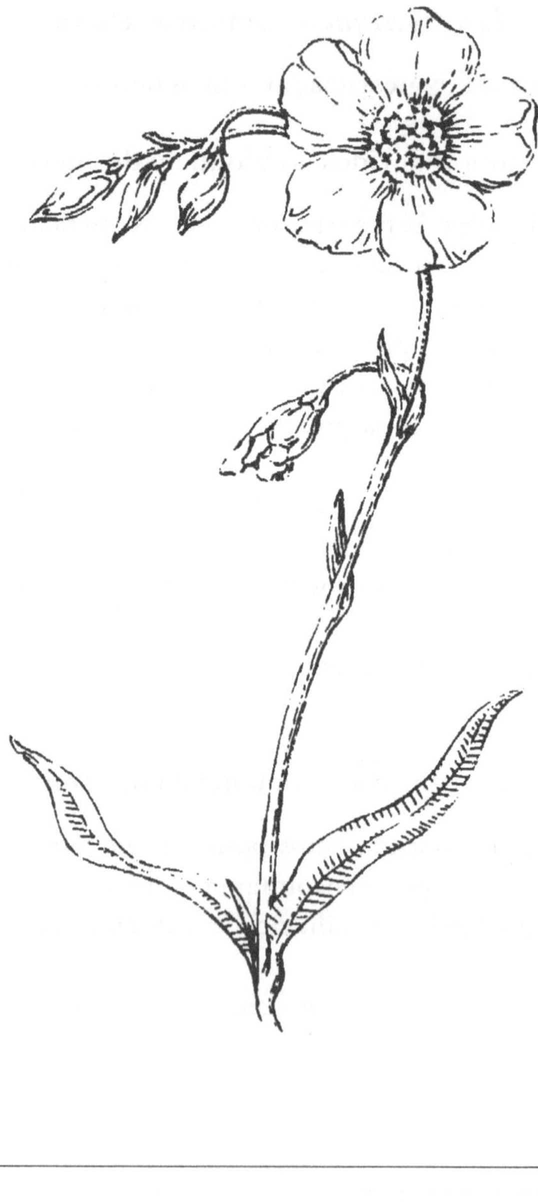

Subarbusto que se ramifica livremente e cresce em elevações gredosas e solos calcáreos e cascalhentos. As flores amarelas radiantes desabrocham de junho a setembro, em geral apenas uma ou duas ao mesmo tempo.

Princípio: *Rock Rose* relaciona-se com as qualidades da alma ligadas à coragem e à firmeza. É um dos componentes mais importantes do Remédio *Rescue*.

Rock Rose — Sintomas-chave

Estado agudo de medo, terror e pânico.

Sintomas devidos ao bloqueio de energia

- Fica facilmente com pânico interior.
- Súbitas ansiedades que aumentam progressivamente em situações físicas ou mentais de emergência.
- Terror, horror, medo puro e simples.
- Como se o medo o tivesse deixado fora de si — não ouve, não vê, não fala. O coração quase pára de bater.
- O medo ainda pode ser sentido nos ossos, depois que a pessoa escapa por um triz de um acidente, catástrofes da natureza.
- Pânico oriundo de pesadelos (especialmente em crianças).
- Energias nervosas precárias.
- O plexo solar fica dolorido ou parece uma pedra.
- Com freqüência necessário às pessoas que consomem drogas.
- Muitas vezes em pessoas pertencentes a famílias instáveis.

Transformação potencial posterior

- Heroísmo.
- Capaz de crescer além de si mesmo em emergências e situações críticas, e mobilizar forças quase sobre-humanas.
- Faz coisas em benefício dos outros, sem atentar para os possíveis riscos que corre a sua própria pessoa.

27
Rock Water, água de fontes naturais curativas

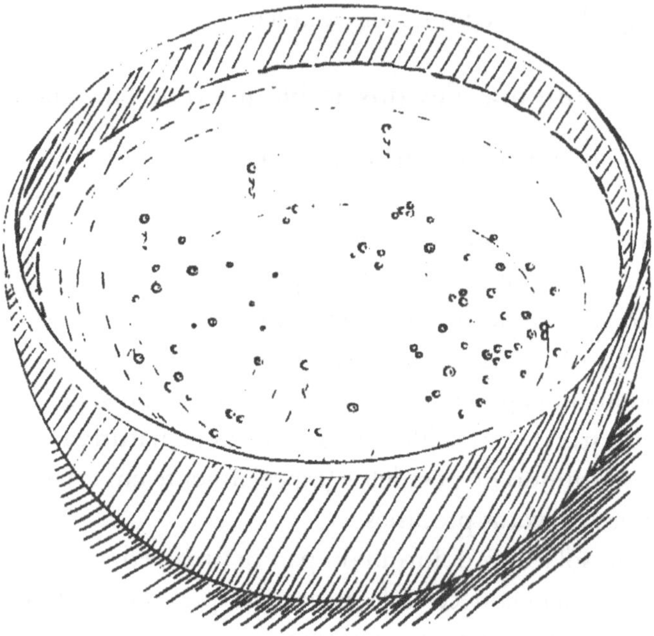

Aqui não se trata de uma planta, mas de água proveniente de fontes naturais, localizadas em áreas não tocadas pela civilização e conhecidas pelo seu poder de curar os doentes. Essas nascentes semi-esquecidas, expostas apenas ao livre intercâmbio do sol e do vento, enquanto borbulham entre árvores e relvas, ainda podem ser encontradas em muitas partes da Inglaterra.

Princípio: *Rock Water* relaciona-se com as qualidades da alma ligadas à adaptabilidade e à liberdade interior. A pessoa no estado negativo de *Rock Water* vê-se enredada em máximas e idéias teóricas rígidas, divorciadas da realidade.

Rock Water — Sintomas-chave

Para os que são duros consigo mesmos, têm opiniões rigorosas e rígidas, necessidades interiores suprimidas.

Sintomas devidos ao bloqueio de energia

- Grande perfeccionista.
- Submete a vida a teorias dogmáticas e, às vezes, a ideais exagerados.
- Nega-se a si mesmo muita coisa, na crença de que não é compatível com o seu conceito de vida; perde muito do prazer da vida.
- Faz tudo quanto lhe é possível para atingir a melhor forma e permanecer nela; autodisciplina.
- Estabeleceu os padrões mais elevados para si mesmo e obriga-se quase a ponto de chegar ao abandono de si mesmo, a viver de acordo com eles.
- Não percebe as compulsões sob as quais vive.
- Tem um conceito errado de espiritualidade: agarra-se a determinado aspecto acessível (técnica de meditação; dieta especial, etc.) e faz dele uma vaca sagrada.
- Esforça-se compulsivamente para obter um desenvolvimento superior, mas se apega tenazmente aos próprios recalques espirituais, deseja ser santo enquanto está na Terra: asceta, faquir, flagelador espiritual.
- Suprime necessidades físicas e emocionais importantes.
- Cai na própria armadilha quando medita, porque "quer" em demasia.

- Não interfere na vida dos outros, pois está inteiramente preocupado com a perfeição pessoal.
- Muitas vezes vegetariano estrito, macrobiótico, antialcoólico, etc.
- Recrimina-se quando se vê incapaz de manter a disciplina imposta a si mesmo.
- Suas necessidades físicas não estão bem integradas; mulheres freqüentemente dismenorréicas.
- Muita tensão no corpo físico.

Transformação potencial posterior

- Idealista de mente aberta; capaz de abrir mão de teorias e princípios ao se ver confrontado com novos conhecimentos e verdades mais profundas.
- Não se permite ser influenciado por outros, sabendo que as introspecções certas deverão ser encontradas dentro de si mesmo, no momento certo.
- Capaz de trazer à fruição grandes ideais.
- A alegria da vida e a paz interior fazem dele um exemplo natural para os outros.

28
Scleranthus, Scleranthus Annuus, craveiro

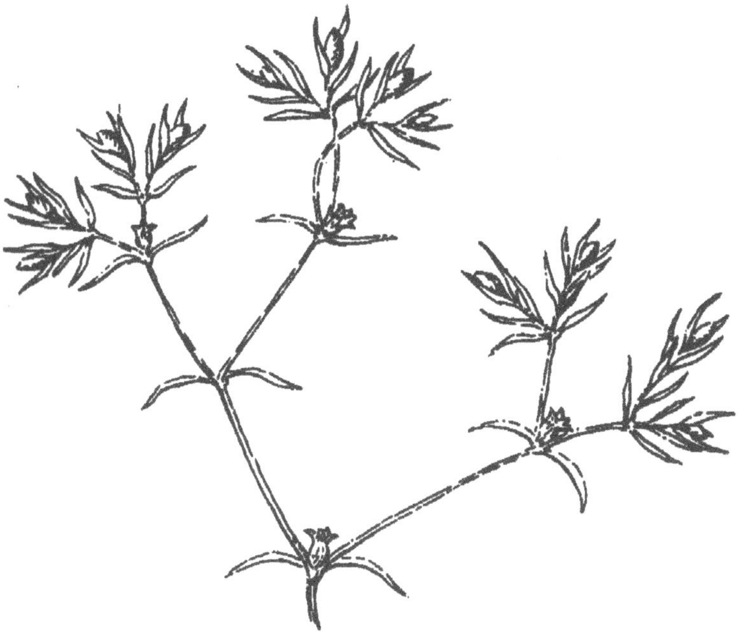

Planta anual baixa, compacta ou rastejante, que alcança uma altura de 5 a 70 cm, com numerosos caules emaranhados, e cresce em campos de trigo, solos arenosos e cascalhentos. As flores aparecem em cachos, de um verde que vai do pálido ao escuro, entre os meses de julho e setembro.

Princípio: *Scleranthus* relaciona-se com os potenciais da alma ligados ao aprumo e ao equilíbrio. Uma pessoa no estado negativo do tipo *Scleranthus* vacila entre dois extremos.

Scleranthus — Sintomas-chave

Indeciso; excêntrico; carente de equilíbrio interno. As opiniões e estados de espírito modificam-se de um momento para outro.

Sintomas devidos ao bloqueio de energia

- É indeciso, por causa da agitação interior.
- Seus pensamentos vacilam constantemente entre dois caminhos possíveis.
- Extrema flutuação do estado de espírito: chora e ri, sente-se no sétimo céu ou nas profundezas do inferno.
- Mente de gafanhoto, capta muitos impulsos.
- Por causa de opiniões variáveis, parece indigno de confiança.
- Falta de equilíbrio interior, crises nervosas.
- Não se concentra, salta de um assunto para outro durante a conversação.
- A falta interna de decisão custa um tempo valioso, e muitas boas oportunidades se perdem tanto particular como profissionalmente.
- Não pede conselhos aos outros quando se vê às voltas com um conflito interior e tenta chegar sozinho à decisão.
- Faz, com freqüência, gestos desencontrados, espasmódicos.
- Os sintomas físicos provenientes da falta de equilíbrio da energia podem ser:

  Alternação extrema entre a atividade e a apatia,
  A temperatura do corpo sobe e cai rapidamente,
  Os sintomas passam por todo o corpo, hoje dói aqui, amanhã em outro local.
  Transtornos do equilíbrio de todo tipo.

Enjôos provocados por viagens, em avião, barco ou carro.
Alternância entre a fome e a perda de apetite, ou entre prisão de ventre e diarréia
Enjôos da gravidez, etc.

Transformação potencial posterior

- Tem poder de concentração e determinação.
- Mantém o equilíbrio interior, sejam quais forem as circunstâncias.
- Versátil e flexível, é capaz de integrar mais e mais potenciais em sua vida.
- Toma decisões corretas momentaneamente e com segurança.
- Sua presença é calmante para as outras pessoas.

29
Star of Bethlehem, Ornithogalum Umbellatum,
estrela-de-belém

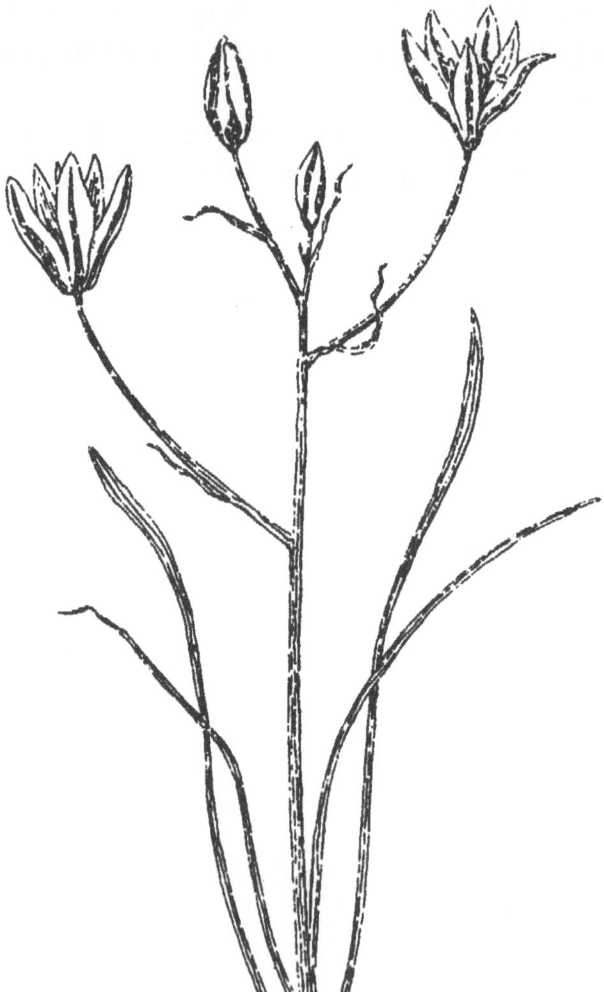

Esta planta relaciona-se com a cebola e o alho. Cresce até uma altura de 15 ou 30 cm; as folhas delgadas mostram uma linha branca, que corre pelo centro abaixo; pode ser encontrada em florestas e campinas. As flores são listradas de verde por fora e inteiramente brancas por dentro. Só desabrocham quando o sol brilha, entre os meses de abril e maio.

Princípio: *Star of Bethlehem* relaciona-se com os potenciais da alma ligados ao despertar e à reorientação. Uma pessoa no estado negativo de *Star of Bethlehem* permanece num semi-sonho mental e espiritual, uma espécie de entorpecimento interior.

Star of Bethlehem — Sintomas-chave

Após os efeitos de experiências físicas, mentais ou psíquicas assustadoras, não importando que tenham ocorrido recentemente ou há muito tempo. "Confortador e mitigador de dores e tristezas."

Sintomas devidos ao bloqueio de energia

- Infeliz, triste, uma tristeza paralisante, que se segue a decepções, más notícias e outros acontecimentos chocantes. O evento pode remontar à infância, e pode também ser inconsciente.
- O efeito de vivências emocionais pode perdurar por muito tempo.
- Uma situação talvez exija que se conforte o paciente, mas ele é incapaz de aceitar o conforto.
- Dificuldade para elaborar emocionalmente uma situação desagradável.
- Efeitos colaterais corporais possíveis: falta de sensação, andar incerto, decrescimento da fala.
- O atrevimento de algumas pessoas o faz perder a fala.

Transformação potencial posterior

- Vitalidade interior, mente clara e força interior.
- Capaz de adaptar bem o sistema nervoso às mudanças de energia.
- Capacidade de pronta recuperação.

30

Sweet Chestnut, Castanea Sativa, castanheira

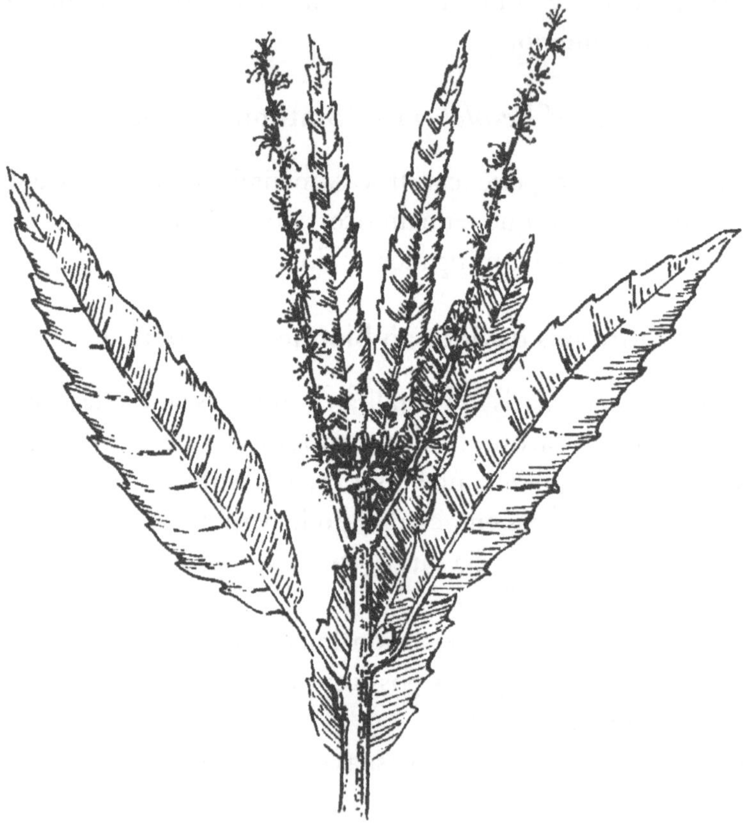

Esta árvore cresce até uma altura de cerca de 20 metros em bosques abertos, em solos frouxos com um grau moderado de umidade. As flores, assim como o amentilho, de cheiro enjoativo, só aparecem depois das folhas, no período de junho a agosto, mais tarde do que em outras árvores.

Princípio: *Sweet Chestnut* está ligado ao princípio da libertação. Uma pessoa no estado negativo de *Sweet Chestnut* chega a ponto de estar convencida de que não há mais esperança nem ajuda para ela.

Sweet Chestnut — Sintomas-chave

Sentimentos do mais absoluto abatimento. Acredita haver atingido os limites da resistência.

Sintomas devidos ao bloqueio de energia

- Tem a sensação de que não há saída e não sabe como continuar.
- Sente que o limite máximo de resistência foi atingido.
- Situação limítrofe: sente-se completamente perdido no íntimo, impotente no vazio e no isolamento total.
- Desespero psíquico extremo.
- "Noite negra da alma."
- Não acha possível que alguém tenha de sofrer tanto e acredita ter sido esquecido por Deus.
- Perdeu todas as esperanças (mais agudamente do que no caso do tipo *Gorse*), mas não fala sobre isso com ninguém.
- Sabe que agora tem de acontecer algo essencialmente novo.

Transformação potencial posterior

- Experiência do nada no limiar de um novo horizonte.
- Estava perdido e reencontrou-se.
- Fênix renascendo das cinzas.
- Reconhece ser possível uma mudança crucial, a jornada interior começou.
- Capaz de acreditar outra vez; experiências pessoais de Deus.

31
Vervain, Verbena Officinalis, verbena

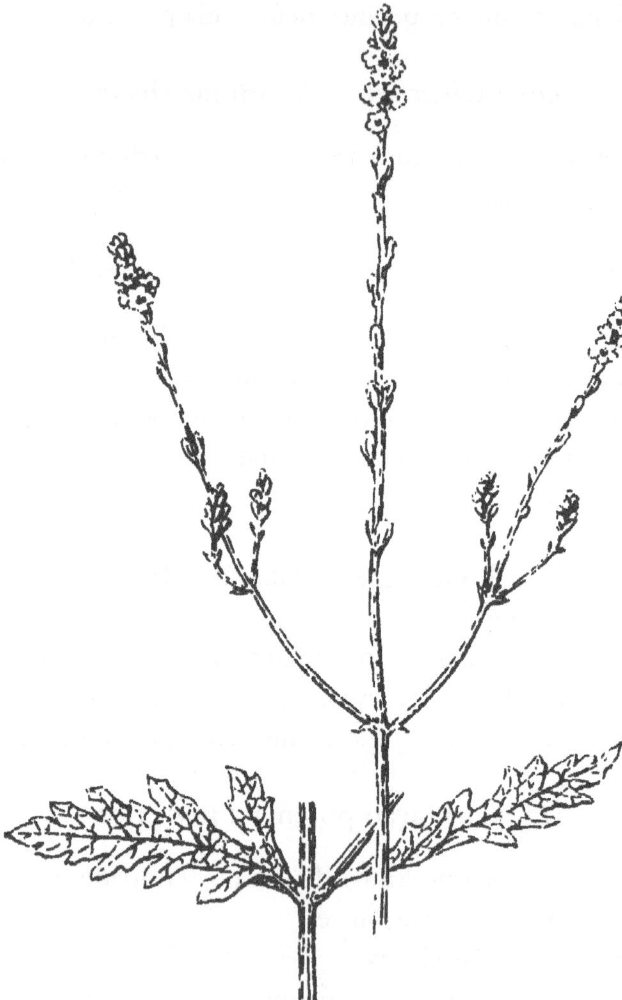

Planta perene robusta e direita, a verbena pode ser encontrada à beira das estradas, em terrenos secos, incultos e em pastos ensolarados. As flores pequenas, coloridas de lilás ou malva, desabrocham entre julho e setembro.

Princípio: *Vervain* relaciona-se com os potenciais da alma ligados à autodisciplina e ao comedimento. No estado negativo do tipo *Vervain*, a vontade é dirigida para o exterior, e as energias não são usadas economicamente, sendo, portanto, esbanjadas.

Vervain — Sintomas-chave

Entusiasmo excessivo no apoio a uma boa causa. Leva as suas energias além do limite; altamente sensível e até fanático.

Sintomas devidos ao bloqueio de energia

- Entusiasmado em relação a uma idéia, quer levar outros consigo.
- Injustiças podem tirá-lo do sério.
- Muito intenso, excessivamente concentrado, quer realizar 150%.
- Impulsivo, idealista, até extravagantemente idealista.
- Tem grande consciência da missão, está sempre pronto a intervir.
- Em sua impaciência desmedida, diz aos outros como fazer as coisas, age por eles, tenta forçá-los a fazer o que é bom para eles.
- Quer converter os outros, afogando-os em sua própria energia, exaurindo-os.
- Faz as coisas em excesso, ultrapassa-se a si mesmo; quer vender uma idéia aos outros, e, com isso, não serve à causa.
- Esgota um assunto; fanático.
- Exaspera-se com as injustiças.
- Corajoso, aceita os riscos, está disposto a fazer sacrifícios a fim de alcançar suas metas.
- Gasta muita energia para que as coisas prossigam, até quando lhe falta a força física.
- Irritável e nervoso, com os "nervos à flor da pele", quando as coisas não evoluem tão bem quanto esperava.
- Tende a ser do tipo rígido, fala e movimenta-se rapidamente.

- Totalmente estimulado, incapaz de relaxar; sofre de tensão muscular, dor nos olhos, dores de cabeça, etc.
- Crianças hiperativas, difíceis de ir para a cama à noite.

Transformação potencial posterior

- Defende suas idéias, mas também dá aos outros o direito de ter as próprias opiniões.
- Deixa-se convencer numa discussão, se os argumentos do outro forem convincentes.
- Vê as coisas num contexto mais amplo.
- É capaz de usar suas grandes energias com eficácia e amor para um fim que valha a pena.
- O "portador do archote"; capaz de entusiasmar, inspirar e arrebatar os outros sem esforço.

32
Vine, Vitis Vinifera, videira

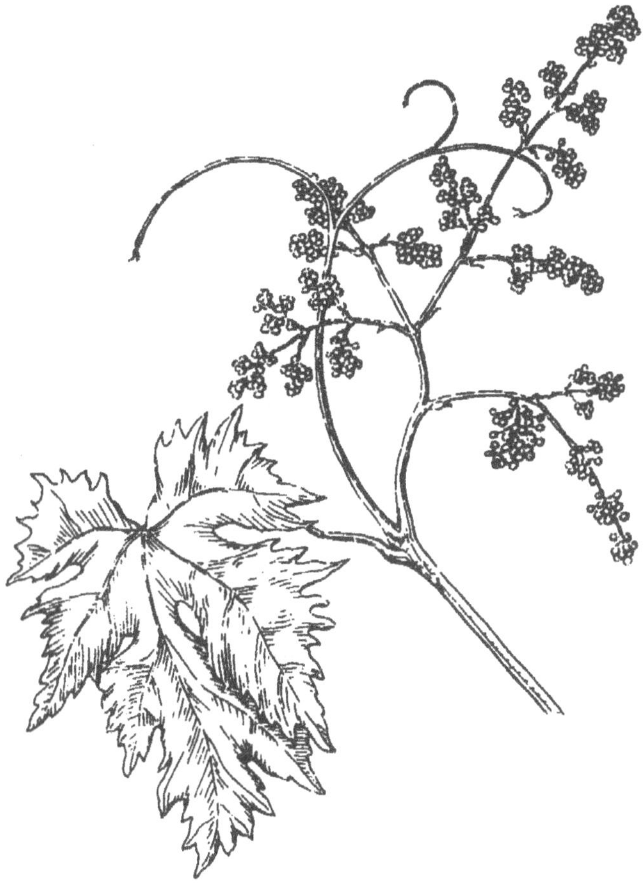

Planta trepadeira, que atinge um comprimento de 15 metros ou mais, a videira medra em países de climas mais quentes. As flores pequenas, fragrantes e verdes, crescem em densos cachos. O tempo de florescer varia de acordo com o clima.

Princípio: *Vine* relaciona-se com o potencial da alma ligado à autoridade e à capacidade de sustentar convicções. Uma pessoa no estado negativo extremo de *Vine* é dura, ávida de poder, sem nenhum respeito pela individualidade dos outros.

Vine — Sintomas-chave

Dominador, inflexível, luta pelo poder. "O pequeno tirano."

Sintomas devidos ao bloqueio de energia

- Muito capaz, extremamente seguro de si, dotado de grande força de vontade.
- Tem problema com acatar ordens e obediência.
- Gosta de assumir a direção e muitas vezes é o salvador presente em situações de emergência.
- Corre o risco de usar mal seus grandes dotes por ambição pessoal de poder.
- Menospreza a opinião dos outros, exige obediência absoluta.
- Nunca duvida, nem por um segundo, da sua superioridade e, portanto, impõe sua vontade aos outros.
- O tirano doméstico, o ditador.
- Disposição dura, impiedosa, até cruel, sem quaisquer dores de consciência.
- A razão vem antes do coração.
- Governa, inspirando conscientemente medo nos outros.
- Até na cama de doente, dirá ao médico o que deve fazer, mantém o corpo de enfermagem em constante reboliço.
- Recusa-se a discutir as coisas, porque, de qualquer maneira, sempre quer ter razão.
- As pessoas que se recusam a participar do jogo de poder não merecem a sua atenção.

- Não cede por dentro, do que resulta extrema tensão interna e possíveis dores físicas.
- Crianças que intimidam os colegas.

Transformação potencial posterior

- Líder sábio, compreensivo; professor querido, com autoridade natural; o "bom pastor".
- Capaz de delegar e colocar suas qualidades de liderança a serviço de uma tarefa maior.
- Ajuda os outros a se ajudarem e a encontrarem o próprio caminho.

33
Walnut, Juglans Regia, nogueira

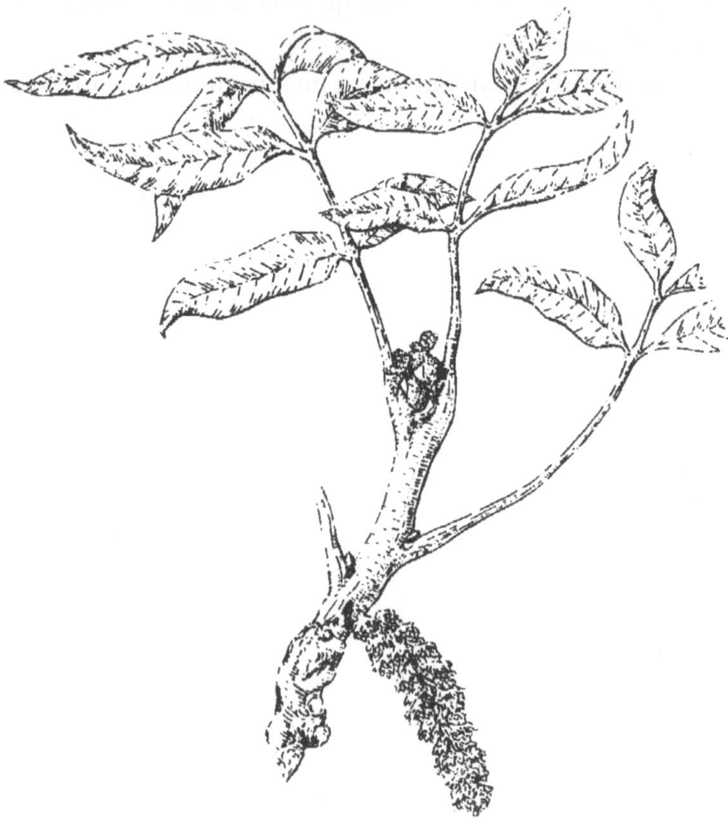

Esta árvore chega a atingir uma altura de 30 metros e vive bem em áreas protegidas, ao pé de sebes e em pomares. As flores femininas e masculinas crescem na mesma árvore, sendo as masculinas em número muito maior do que as femininas esverdeadas. A árvore floresce em abril ou maio, antes de rebentarem os brotos das folhas ou quando eles rebentam.

Princípio: *Walnut* relaciona-se com as qualidades da alma ligadas a um novo começo e à singeleza. Uma pessoa no estado negativo de *Walnut* acha difícil dar o último passo, pois alguns aspectos negativos da sua personalidade ainda estão presos, consciente ou inconscientemente, a antigas decisões ou aos vínculos do passado.

Walnut — Sintomas-chave

Dificuldades de ajustamento em períodos de transição da vida. A pessoa quer resistir a influências poderosas e seguir suas próprias e verdadeiras ambições.

Sintomas devidos ao bloqueio de energia

- A pessoa sabe o que quer, mas tem dificuldade no momento de continuar fiel às suas convicções.
- Em geral, reage independentemente, mas fica temporariamente inseguro quando se trata de decisões a respeito da família, convenções sociais, recordações sentimentais ou a opinião de pessoas céticas.
- Tomou uma decisão importante, que afeta a sua vida, só que o último passo ainda não foi dado.
- Quer deixar para trás todas as restrições e influências, mas não é totalmente bem-sucedido.
- Acha difícil escapar à influência de uma personalidade dominante, quando está tomando decisões a respeito da própria vida: pais, parceiro, professores, etc.
- Um acontecimento inesperado externo o obriga a repensar todo o seu enfoque de vida.
- Mudanças cruciais ocorrem na vida: mudança de ocupação, divórcio, aposentadoria, mudança para outra cidade, mudança para um asilo de idosos, etc.

- Mudanças biológicas importantes estão para ocorrer: menopausa, gravidez, puberdade, aparecimento dos primeiros dentes, fases terminais de uma moléstia.
- Quer ter a mente realmente clara no que diz respeito à mudança.
- Apesar de novas decisões, por motivo inexplicável não consegue se livrar de um velho hábito.
- Renunciou a um relacionamento, mas no que se refere à separação física, ainda continua sob o fascínio do antigo parceiro.

Transformação potencial posterior

- O pioneiro que permanece fiel a si mesmo.
- Segue a meta da sua vida sem hesitar, apesar das circunstâncias adversas, e sem se deixar influenciar pela opinião dos outros.
- Está aberto e não tem preconceitos em relação a tudo o que é novo.
- Reconhece as leis por trás das mudanças que ocorrem.
- Está imune a influências externas e aberto à inspiração interior.
- É capaz de libertar-se definitivamente das sombras do passado.

34
Water Violet, Hottonia Palustris

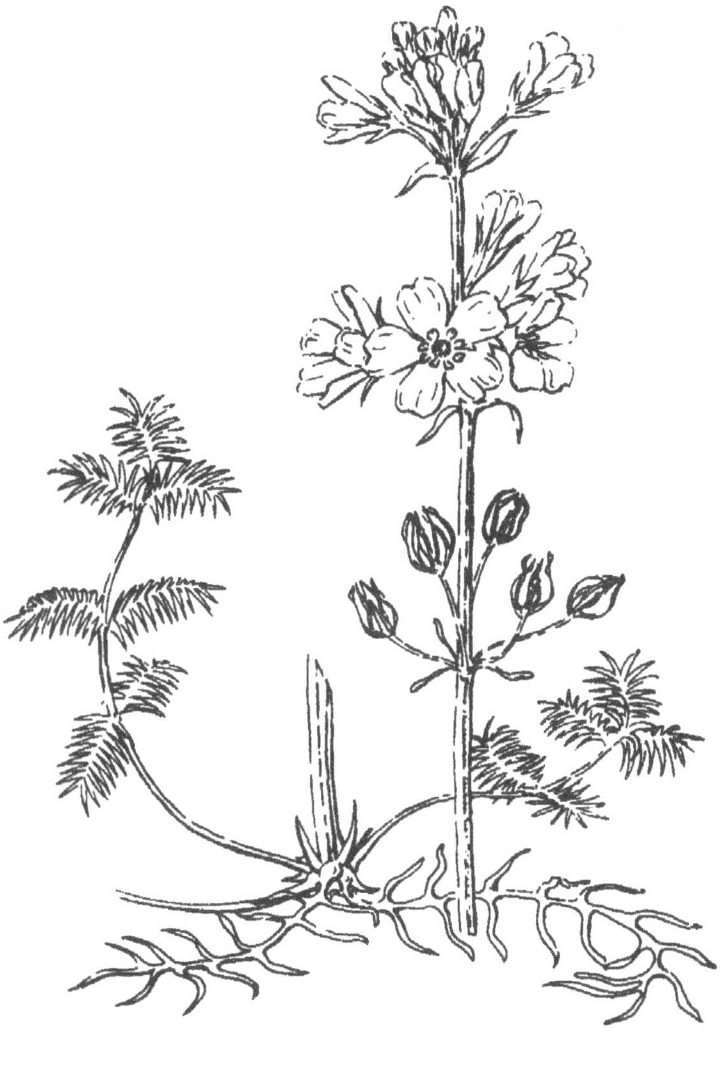

Membro da família das primaveras. Floresce em maio e junho em águas que se movem lentamente ou em águas estagnadas, nos charcos e nos fossos. As pálidas flores lilás, com centros amarelos, crescem em espirais em torno do talo sem folhas. As folhas finamente divididas permanecem debaixo da superfície da água.

Princípio: *Water Violet* relaciona-se com as qualidades da alma ligadas à humildade e à sabedoria. Uma pessoa no estado negativo de *Water Violet* não procede tão sabiamente quanto poderia proceder, recolhendo-se a uma reserva orgulhosa.

Water Violet — Sintomas-chave

Reserva interior, afastamento orgulhoso, sensação de superioridade no isolamento, escasso envolvimento emocional.

Sintomas devidos ao bloqueio de energia

- Surgem na maioria das vezes em correlação com o potencial transformado.
- Às vezes sente-se isolado por causa da sua superioridade.
- Por seu modo de agir é considerado às vezes pretensioso ou orgulhoso.
- Não tolera que os outros interfiram na sua vida.
- Supera as coisas sozinho, pois não sobrecarrega os outros com os seus problemas.
- Como gosta de manter distância, os outros o consideram convencido, arrogante ou pedante.
- Às vezes acha difícil aproximar-se dos outros à vontade.
- Gostaria de descer do seu pedestal, mas não sabe como.
- Às vezes não sabe até onde chegar numa situação, em caso de dúvida se retrai.
- Agrada-lhe afastar-se dos outros: "meu lar é meu castelo."
- É difícil, para os outros, romper a "barreira do som" e estabelecer um contato pessoal autêntico.
- Evita brigas com implicações emocionais, que lhe parecem extenuantes.
- É muito procurado para dar conselhos, muitas vezes "uma lata de lixo psíquica".

- Não consegue relaxar.
- Raramente chora, quer manter a postura interior.

Transformação potencial posterior

- Encantador, delicado, mostra uma reserva cheia de tato.
- Sua atitude independente, equilibrada, tende para o lado calmo.
- Capaz, competente, muitas vezes superior aos outros.
- Confia em si mesmo, sabe quem é.
- Satisfeito consigo mesmo, gosta de ficar a sós.
- Em geral tem as rédeas da vida nas mãos.
- Movimenta-se com calma, de um jeito bonito, com discrição.
- Muitas vezes fala em voz baixa, polida e insistente.
- Sua atitude é tolerante — viva e deixe viver.
- Não gosta de interferir, mesmo que sua opinião seja totalmente diferente.
- Coloca-se, em geral, no topo das coisas, "rocha no seio das águas espumejantes".
- Trabalha de maneira excelente, conscienciosa; prefere ficar nos bastidores.
- Para os outros é a imagem de uma pessoa de mente equilibrada e independente.
- Age com humildade, amor e sabedoria.
- É capaz de criar uma atmosfera de calma, confiança e tranqüilidade.
- Vive a vida com elegância e dignidade interior.

35

White Chestnut, Aesculus Hippocastanum, castanheiro-da-índia

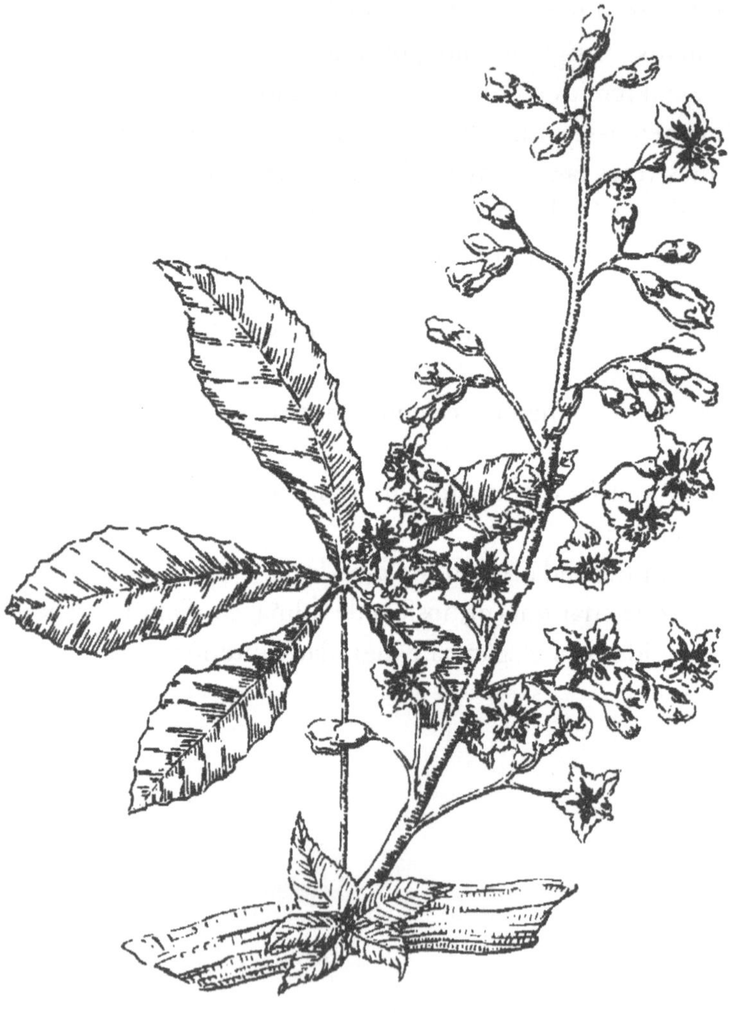

Essa é a castanha do cavalo, que floresce no fim de maio e no princípio de junho. As flores masculinas tendem a ficar no topo dos "candelabros", as folhas femininas embaixo deles. As flores, de um branco cremoso, são salpicadas de pontos carmesim e amarelos.

Princípio: *White Chestnut* relaciona-se com as qualidades da alma ligadas à tranqüilidade e ao discernimento. Uma pessoa no estado negativo de *White Chestnut* é vítima de conceitos mentais mal compreendidos e inadequados.

White Chestnut — Sintomas-chave

Pensamentos não desejados continuam girando na cabeça, que não consegue livrar-se deles; discussões e diálogos mentais.

Sintomas devidos ao bloqueio de energia

- Pensamentos e imagens não desejados acodem continuamente à mente e não podem ser detidos.
- Uma preocupação ou um acontecimento não o deixa, consumindo-lhe a mente.
- Pensa reiteradamente no "que poderia ter dito" ou no "que deveria ser dito".
- Sensação de um disco de gramofone que não pára de saltar do sulco.
- Rodando mentalmente no lugar, sem utilidade, sente-se como um hamster na roda.
- Constante conversação mental, a cabeça parece uma sala de som.
- Repisa mentalmente os mesmos problemas, sem chegar a uma solução.
- Hiperatividade mental: em conseqüência disso, carece de concentração na vida cotidiana (por exemplo, não ouve quando alguém fala com ele).
- Não pode dormir em virtude dos pensamentos que giram na sua cabeça, especialmente nas primeiras horas da manhã.
- Devido à tensão mental, entre outras coisas range os dentes, contrai o maxilar, sensação de tensão na testa e nos olhos.

Transformação potencial posterior

- Estado de espírito equilibrado.
- Cabeça clara e calma.
- A solução para todos os problema aflora espontaneamente, vinda da mente calma.
- É capaz de usar construtivamente os poderes do pensamento.

36
Wild Oat, Bromus Ramosus, bromo

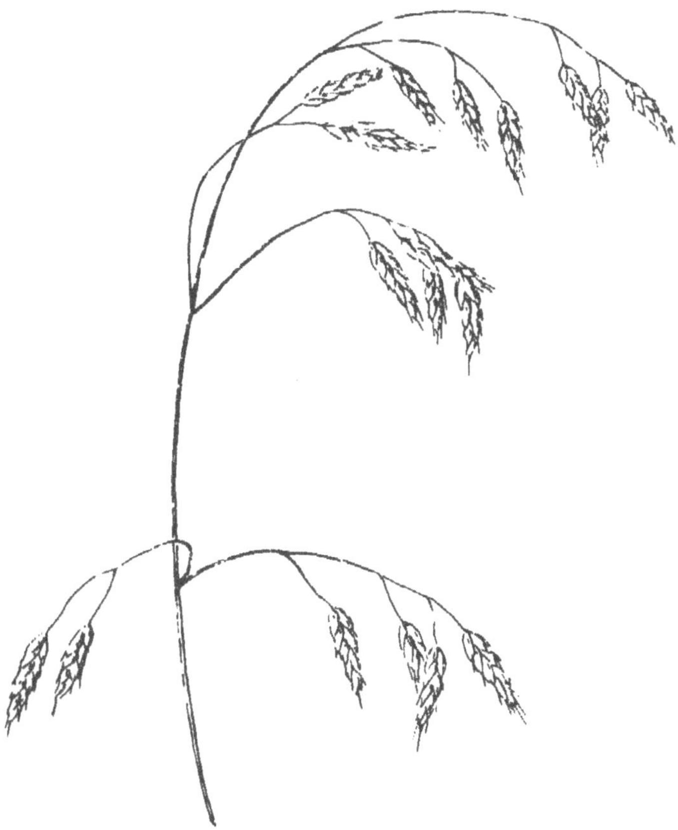

Com 60 a 120 cm, *Wild Oat* é uma gramínea comumente encontrada em florestas úmidas, bosques cerrados e à beira das estradas. As flores hermafroditas são encerradas em brácteas em suas espículas.

Princípio: *Wild Oat* relaciona-se com as qualidades da alma ligadas à vocação e ao propósito. Uma pessoa no estado negativo de *Wild Oat* não conhece sua verdadeira vocação e, por conseguinte, não se sente realizada e satisfeita no íntimo.

Wild Oat — Sintomas-Chave

Indefinido quanto às ambições; insatisfação por não ter encontrado sua missão na vida.

Sintomas devidos ao bloqueio de energia

- Tem noções vagas no que se refere às metas, não encontra direção na vida, o que acarreta insatisfação, frustração ou tédio.
- É ambicioso, quer fazer algo especial, mas não sabe exatamente o quê.
- Apesar das muitas possibilidades não demonstra tendência para determinada profissão, e este "estar pendurado no ar" conduz ao desânimo.
- Está sempre voltado para novos projetos.
- Fica deprimido porque as coisas não são bem delineadas para ele quanto para as outras pessoas.
- Tem muitos talentos, tenta fazer todo tipo de coisas, mas não encontra satisfação verdadeira.
- Tem muitos talentos e capacidades não canalizadas.
- Não quer comprometer-se interiormente, e por isso, tende inconscientemente a acabar sempre outra vez na mesma situação insatisfatória.
- Malbarata suas energias.
- A vida profissional ou particular não é adequada.

Transformação potencial posterior

- Capacidade de reconhecer e de desenvolver plenamente o seu potencial.

- Talentos múltiplos, mas consegue seguir uma diretriz mais elevada e terminar o que começa.
- Tem idéias e ambições claras e não permitirá que nada o desvie delas.
- Tem a capacidade de fazer bem muitas coisas e, em certas circunstâncias, de exercer vários cargos ao mesmo tempo com êxito.

37
Wild Rose, *Rosa Canina*, rosa-dos-cães

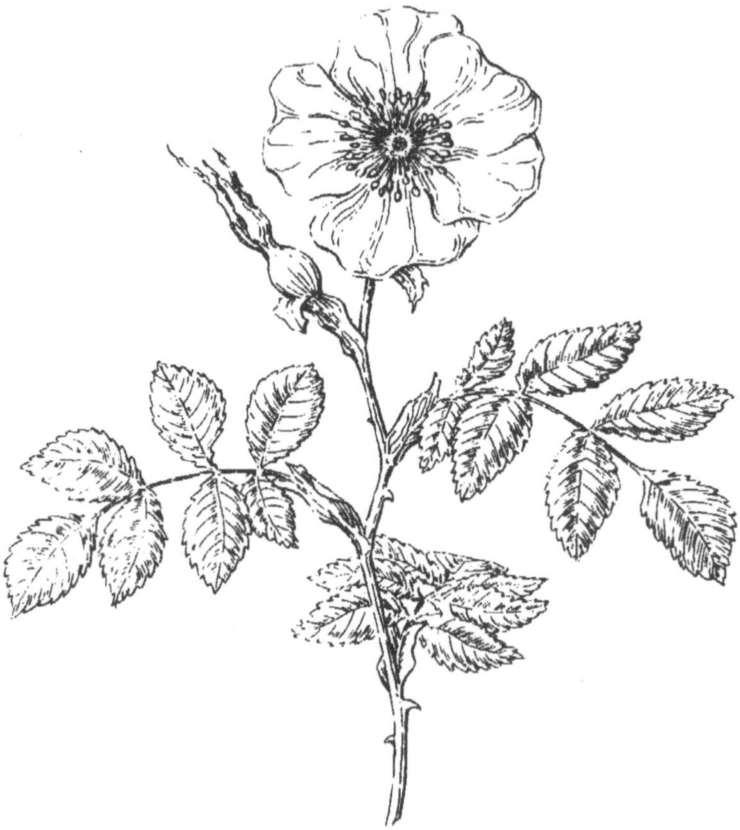

Antepassado de muitas roseiras cultivadas, a roseira-canina gosta de crescer ao sol, nas orlas dos matos, nas sebes e em vertentes pedregosas. As flores são brancas, cor-de-rosa pálida ou cor-de-rosa escura, com cinco pétalas grandes em forma de coração. Desabrocham isoladamente, ou em grupos de três, entre os meses de junho e agosto.

Princípio: *Wild Rose* relaciona-se com os potenciais da alma ligados à devoção e à motivação interior. Uma pessoa no estado negativo de *Wild Rose* interpreta mal o princípio da devoção e toma-o negativamente.

Wild Rose — Sintomas-chave

Apatia; falta de interesse e ambição; resignação, capitulação íntima.

Sintomas devidos ao bloqueio de energia

- Desistiu no íntimo, embora as circunstâncias externas não sejam tão desesperadoras, nem tão negativas.
- Não sente absolutamente nenhuma alegria na vida, e tampouco alguma motivação interior em virtude de decisões negativas.
- Não faz mais nenhum esforço para realizar mudanças positivas na sua vida.
- Fatalisticamente resignado a tudo.
- Aceita o próprio destino, por exemplo, uma vida doméstica infeliz, o emprego insatisfatório, a doença crônica, etc.
- Acredita haver herdado a saúde precária.
- Tristeza e melancolia subjacente.
- Sente-se cronicamente entediado, parece indiferente, exausto e intimamente vazio.
- Não se queixa do próprio estado, pois o considera totalmente normal.
- Está sempre cansado, sem energia, vegeta apaticamente.
- Fala com voz monótona, desanimada.

Transformação potencial posterior

- Encontra diariamente um interesse novo, vital, em sua vida.
- Enfrenta toda a vida, sem que esta se torne uma rotina paralisante.
- É capaz de seguir feliz as leis interiores da vida.
- Vive com uma sensação de liberdade e flexibilidade íntimas.

38
Willow, Salix Vitellina, salgueiro

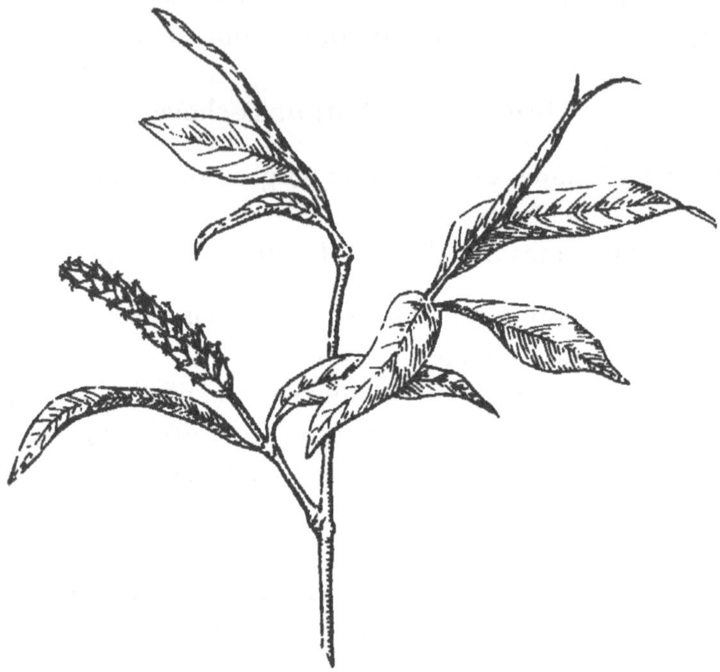

Existem muitas espécies diferentes de salgueiros, mas esta é facilmente reconhecível no inverno, quando os ramos assumem uma coloração brilhante entre o laranja e o amarelo. Cresce em solo úmido e baixo. As flores masculinas e femininas desabrocham no princípio de maio em árvores separadas.

Princípio: *Willow* relaciona-se com as qualidades da alma ligadas à responsabilidade pessoal e ao pensamento construtivo. Uma pessoa no estado negativo de *Willow* censurará tudo e todos, menos ela mesma, e seus pensamentos muitas vezes serão negativos e destrutivos.

Willow — Sintomas-chave

Ressentimento íntimo, amargura, atitude de "vítima do destino".

Sintomas devidos ao bloqueio de energia

- Atitude amargurada, ressente-se do destino e sente-se tratado injustamente pela vida.
- Não se sente responsável por suas desventuras e sempre põe a culpa nas circunstâncias ou nas outras pessoas.
- Acredita que a vida não reconhece nada com que contribuiu para ela.
- Sente-se entregue desamparado ao destino.
- Faz exigências à vida, mas não está preparado para retribuir.
- Aceita ajuda dos outros como coisa natural, mas com o passar do tempo afasta todo aquele que lhe tentou ser útil.
- Enfatiza sempre o aspecto negativo das coisas, mostrando-se com freqüência um desmancha-prazeres ou um chato.
- Sente-se desamparado.
- No íntimo desgosta-se com o destino melhor, a boa sorte ou a saúde dos outros.
- Nos casos extremos até tentará abafar o estado de alegria e otimismo dos outros.
- Pensamentos maldosos, por causa da amargura que sente no coração
- Sua cólera arde em fogo lento, mas não a expressa, não explode.
- Recusa-se mentalmente a aceitar a própria negatividade, de modo que nada pode mudar.

- Só admite de má vontade que se sente melhor quando se recupera de uma enfermidade.

Transformação potencial posterior

- Atitude basicamente positiva, assumindo plena responsabilidade pelo próprio destino.
- Reconhece e aceita a conexão entre os próprios pensamentos e os acontecimentos externos.
- Sabe que existe uma lei chamada "Assim fora como dentro" e que a pessoa pode atrair acontecimentos positivos ou negativos e usa conscientemente esse princípio.
- Em lugar de "vítima" passa a ser "dono" do próprio destino.

39
Rescue, gotas de "emergência" ou "primeiros socorros"

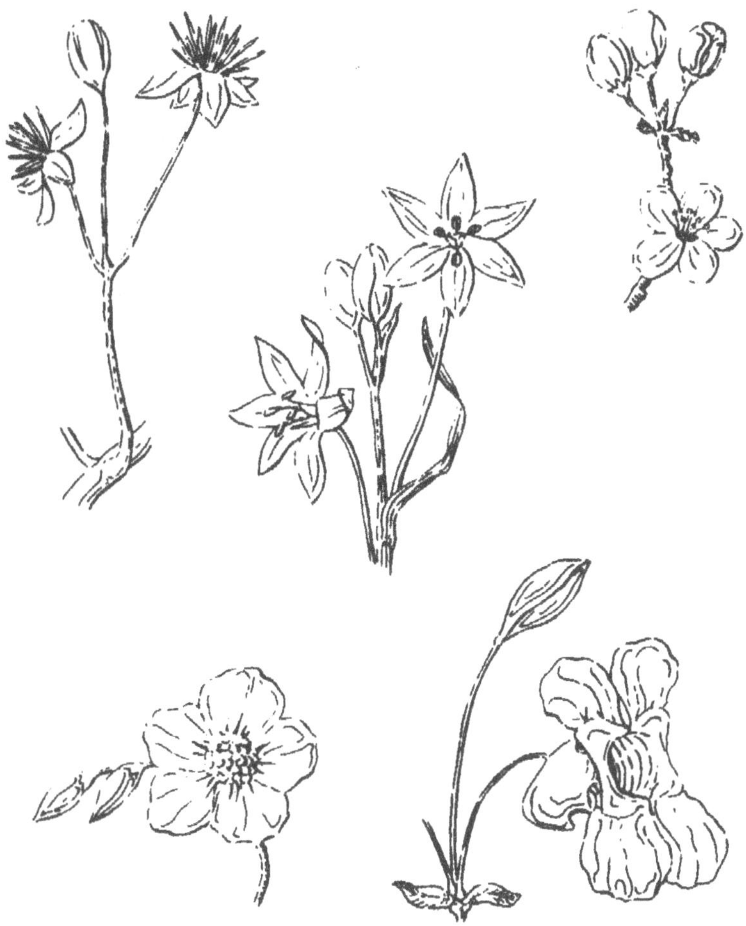

De todos os remédios florais essa combinação é a mais conhecida. Já salvou um sem-número de vidas em situações de emergência, enquanto se espera o atendimento médico.

Rescue não substitui o tratamento médico. No entanto, ajuda a prevenir ou superar rapidamente o trauma energético que, de outro modo, teria sérias conseqüências físicas.

Nesse contexto, tudo o que nos esvazia de energia recebe o nome de trauma energético: o súbito bater de uma porta, más notícias, ou um acidente que envolva perda de consciência. (Não confundir com o termo médico "choque"!) Nesse estado a consciência, ou os elementos sutis do nosso corpo, tende a separar-se do corpo físico e, desse modo, não é capaz de iniciar o processo de cura.

Rescue impede a desintegração do sistema energético ou o faz voltar logo ao normal.

Por isso é tão importante ter *Rescue* na caixa de remédios da casa ou na caixa de primeiros socorros do carro, de modo que possa ser tomado imediatamente antes que ocorra um trauma energético, que seria de esperar, ou imediatamente depois. Os componentes usados no *Rescue* são:

Star of Bethlehem: Para trauma e entorpecimento e como "integrador da personalidade" *Rock Rose*: Para terror e pânico.

Impatiens: Para irritabilidade e tensão.

Cherry Plum: Para o medo de perder o controle.

Clematis: Para a tendência a "desmaiar" e a sensação de estar "muito longe", que freqüentemente precedem a inconsciência.

O frasco de estoque de *Rescue* contém as cinco flores já misturadas. Se *Rescue* não tiver de ser combinado com outras flores, será considerado um remédio.

Em caso de acidente ou de doença súbita, *Rescue* ajuda não somente as "vítimas", mas também os que estão ao redor e os que lhe estão prestando assistência. Inconscientemente, a vítima fica muito mais tranqüila, por saber que as pessoas ao seu redor estão calmas, seguras de si, confiantes. Isso ajudará o processo de recuperação.

Eis algumas das muitas ocasiões em que *Rescue* mostra ser útil na vida de todos os dias.

- Quando nossa mente está em polvorosa, como, por exemplo, depois de uma briga de família, ao receber uma carta desagradável, ou depois de as crianças terem assistido a cenas de violência na televisão.
- Para os acontecimentos prestes a ocorrer, como ir ao dentista, acompanhar as audiências do divórcio, fazer uma entrevista para um emprego, fazer exame para tirar carta de motorista, submeter-se a uma cirurgia.
- Se a pessoa tiver de trabalhar num ambiente de tensão permanente, como por exemplo, um tribunal de justiça, um hospital de pronto-socorro, uma firma de leiloeiros.

Rescue, porém, não deve se tornar uma forma rotineira de medicação. Trata-se de um expediente de pronto-socorro em maiores ou menores emergências emocionais, mas, é evidente, não serve de compensação a um estilo de vida que ameace destruir a personalidade através da falta de bom senso.

Rescue é feito para aumentar a força de todos os outros remédios florais, juntando-se 4 gotas do frasco de estoque a um frasco de remédio de 30 ml.

A dosagem será de acordo com as circunstâncias individuais.

Em casos agudos; acrescentam-se quatro gotas do frasco de estoque a um copo de água. A água é tomada aos goles, até a sensação de choque se atenuar. Depois disso, toma-se um gole a cada 15, 30 ou 60 minutos.

Se não houver água nem outra bebida disponível, *Rescue* pode ser dado não-diluído, diretamente do frasco de estoque.

Se o paciente estiver inconsciente, passe o *Rescue* tirado do frasco de remédio, ou se for necessário do frasco de estoque, sobre os lábios, as gengivas, as têmporas, a nuca, atrás das orelhas, ou sobre os pulsos.

Se *Rescue* tiver de ser administrado durante certo tempo, dão-se quatro gotas, quatro vezes por dia, tiradas do frasco de remédio.

Rescue também pode ser usado externamente, em compressas, emplastros, etc.; tiram-se, mais ou menos, seis gotas do frasco de remédio e acrescentam-se a um quarto de copo de água.

Para pequenos ferimentos como queimaduras, picadas, cortes, inchaços ou pancadas usa-se *Rescue* como creme, para todos os problemas externos. É usado como medida de precaução para a pele nos pontos em que se cria atrito, isto é, antes de correr, de jogar tênis, etc., a fim de prevenir o aparecimento de feridas ou bolhas.

No tratamento dos animais: adicionam-se de duas até três gotas do frasco de remédio à água para beber ou sobre a comida.

Quando as nossas plantas sofrem um choque *Rescue* tem um amplo campo de utilidade: depois da transplantação para um novo vaso, depois do replante ao ar livre, após a exposição à geada ou às pragas, misturam-se dez gotas do frasco de remédio a um galão de água. Rega-se a planta normalmente com essa água, pelo menos por dois ou três dias, ou borrifam-se as folhas.

Os usos possíveis das gotas de *Rescue* são praticamente ilimitados, como mostram os casos descritos em seguida.

1. Em tempo de guerra, um fuzileiro naval que servia em submarinos e sempre parecia calmo e relaxado, perdeu todos os fios de cabelo da cabeça e todos os pêlos do corpo. Nenhum tratamento médico foi eficaz. Presumiu-se que a perda dos cabelos e dos pêlos se devia ao medo reprimido, ao trauma e ao susto e, portanto, lhe deram *Rescue*, para tomar pela boca e aplicar como tônico capilar. Depois de algumas semanas, a sua calva voltou a cobrir-se, mais uma vez, de fios curtos de cabelo.

2. Uma jovem que participava das atividades de um campo de meditação cortou três quartas partes da ponta de um dedo quando preparava vegetais. O corte sangrou profusamente e não havia nenhum remédio à mão. Deram-lhe algumas gotas de *Rescue* diluídas na água, de tantos em tantos minutos, como medida de primeiros socorros, e colocou-se uma bandagem de pressão para estancar a hemorragia. Quando o sangramento cessou, aplicou-se, cuidadosamente, um Creme de *Rescue* à superfície da ferida, e o dedo e a respectiva ponta se mantiveram unidos com um curativo. O curativo era trocado a cada duas horas. Depois de apenas 15 minutos, a moça não sentia dor, mas apenas uma leve pulsação no dedo. Trocou-se o curativo a intervalos regulares durante todo o dia seguinte. No terceiro dia já não havia necessidade do curativo, pois o ferimento se fechara e, obviamente, sarava depressa. No quinto dia, o dedo estava totalmente curado. Somente uma linha fina indicava o local do corte.

3. Relato de um casal norte-americano: "Havíamos recebido um convite. Pouco antes de sairmos, minha mulher ainda quis trocar rapidamente a água do aquário do nosso peixinho dourado. Na pressa, ela se enganou

com a temperatura da água. Os peixes sofreram um choque. A não ser por alguns movimentos fracos das guelras, eles nadavam de lado como mortos perto da superfície da água. Logo colocamos várias gotas de *Rescue* no aquário. Dentro de uma hora os peixes se recuperaram totalmente. A proprietária da loja de animais nos assegurou que nunca soube que peixinhos dourados tivessem sobrevivido a um 'choque' desse tipo."

4. "No meu local de férias junto ao mar, depois de uma tempestade (Bach salvou a vida de um pescador em 1930 com gotas de *Rescue*) quatro turistas voltaram ao hotel totalmente exaustos e confusos. Eles haviam permanecido durante horas no mar, jogados de um lado para outro, depois que o motor do seu barco apresentou uma avaria durante a tempestade. Pude ministrar *Rescue* a dois deles. Eles recuperaram-se surpreendentemente depressa e dentro de algumas horas eram os mesmos de antes. Os outros dois precisaram de dois ou três dias até se recuperarem do acontecido."

5. Relato de uma policial: "Tive de registrar um assalto sofrido por uma mulher. A mulher ainda estava tão chocada que não tinha condições de mencionar detalhes exatos do acontecimento. Dei-lhe uma dose de *Rescue* com sucesso quase momentâneo. A mulher foi capaz de depor, de narrar detalhadamente o assalto até o fim. Graças à exatidão do depoimento o assaltante pôde ser preso pouco depois."*

---

* Casos 3–5 de: *Flowers to the Rescue* de Gregory Vlamis (Thorsons Publishing Group).

6

Como encontrar o floral de Bach certo?

"Trate a personalidade e não a doença", é o princípio básico da terapia com as essências florais de Bach.

E, em situações de negativismo psíquico agudo, por exemplo uma crise escolar, para encontrar o floral adequado para si mesmo ou para sua família, não é necessária nenhuma formação psicológica, mas conhecimento de almas, experiência de vida e bom senso.

No entanto, reconhecer desarmonias psíquicas crônicas na própria personalidade é muito mais difícil. Muitas pessoas têm uma aptidão natural para fazer isso, outras tantas estão no início da terapia com as essências florais de Bach e estarão melhor nas mãos de especialistas.

Para avaliar corretamente *as dificuldades psíquicas de pessoas estranhas,* em geral é necessária uma formação terapêutica* e muita experiência.

Na terapia com os florais de Bach os estados corporais só são importantes na medida em que pudermos observar com que atitude psíquica uma pessoa reage aos estados do corpo.

A questão essencial sempre deve ser: "Como reajo psiquicamente à minha situação atual? Por exemplo, com medo, inseguro ou desinteressado?"

O questionário apresentado no próximo capítulo deve facilitar a auto-avaliação, mas de acordo com a natureza, com certeza não pode garantir um autodiagnóstico objetivamente correto. O espelho da auto-avaliação tem pontos cegos para todas as pessoas.

Para tomar uma decisão definitiva a breve descrição dos florais de Bach neste livro não é suficiente; devem ser utilizadas as descrições exaustivas do

* Nos diferentes países de língua alemã o uso da terapia floral do dr. Bach em pessoas estranhas está sujeito a normas legais.

livro de Mechthild Scheffer *A Terapia Original com as Essências Florais de Bach.**

O importante é determinar o floral adequado em cada caso por meio do estado negativo. Não seria correto escolher os florais de acordo com suas possibilidades positivas de desenvolvimento, visto que os florais originais de Bach só podem desenvolver seu potencial de harmonização quando a atitude negativa foi reconhecida.

---

* Publicado pela Editora Pensamento, São Paulo,

7

*Questionário compacto para autodeterminação da combinação de essências florais do dr. Bach apropriada para você.**

Este questionário visa ajudar a todos os interessados em terapia floral de Bach para melhor conhecer seus atuais erros de postura espiritual individual e descobrir a combinação específica das essências florais que lhe restaure e conserve o equilíbrio espiritual. Os erros de postura espiritual e as disposições negativas a eles ligadas são de natureza geral humana e têm origem nas falhas de caráter. A meta da terapia floral do dr. Bach é elaborar essas fraquezas e assim, prevenir os possíveis transtornos psicossomáticos.

Se você tiver pouca experiência com os florais, este questionário — bem como este livro — oferece uma introdução de fácil compreensão, muito embora não substitua uma conversa detalhada com um especialista, médico ou praticante experiente na terapia com os florais do dr. Bach. A resposta a este pequeno questionário em primeiro lugar despertará a sua atenção para possíveis posturas psíquicas falhas e lhe mostrará as essências florais específicas para uma restauração significativa da harmonia. Quando você tiver descoberto os florais adequados ao seu caso, consulte o capítulo 5 deste livro e, para informações mais detalhadas, consulte de Scheffer, *A Terapia Original com as Essências Florais de Bach.* Em seguida, decida se, no momento, você está realmente precisando de todas as essências florais que escolheu.

COMO USAR ESTE QUESTIONÁRIO

Cada uma das 38 essências florais de Bach estão associadas neste questionário a uma ou mais perguntas. Assinale com um "X" o quadrinho correspondente à resposta às afirmações apresentadas. Como várias das afirmações podem ser verdadeiras, tanto a longo como a curto prazo, sempre há duas respostas possíveis:

"Sim, é exatamente isso o que ocorre comigo ultimamente."

Aqui são abordadas disposições espirituais desarmônicas que o incomodam *no momento*, isto é, aproximadamente nos três últimos dias. Não importa que esse estado seja basicamente típico do seu caráter. Com freqüência, uma perturbação passageira do equilíbrio espiritual pode ser provocada por circunstâncias externas, como por exemplo, uma nova situação profissional ou uma mudança súbita na vida particular.

"Não, não é isso o que ocorre comigo ultimamente."

Se uma afirmação não coincidiu com o seu estado atual, assinale a pergunta correspondente nesse campo.

É possível que algumas questões se refiram a estados perturbadores já detectados com freqüência na sua vida, *mas que não correspondem à sua situação atual.* Trata-se de conceitos sentimentais negativos ou de erros de atitude espiritual que devem ser tratados a longo prazo a fim de liberar o potencial energético positivo que se oculta por trás deles. Nesses casos, assinale sempre "não", pois o questionário visa confirmar os estados *verdadeiramente agudos no momento.* Esses florais só são recomendáveis se a disposição descrita for detectável agora, de modo que possam ser reservados para combinações posteriores.

Por favor, responda a todas as perguntas espontaneamente, sem ficar pensando muito tempo. Lembre-se de que não existem respostas certas ou erradas. De preferência, responda este questionário sozinho. Se você tiver dificuldade com alguma pergunta, deixe-a para o fim e continue respondendo as outras. Antes de passar à avaliação das suas respostas, faça uma pequena pausa para relaxar!

Transfira as marcas que você assinalou para a tabela de avaliação. Cuidado para não errar o número da pergunta na hora de transferir as respostas. Deixe de lado as respostas marcadas na coluna "Não, não é isso o que ocorre comigo ultimamente" pois elas não são necessárias à determinação dos concentrados de florais de Bach apropriados ao seu caso.

Por favor, responda espontânea e rapidamente. Assinale apenas aquilo que corresponde ao seu sentimento atual, momentâneo, isto é, nestes dias.

(Se o fato ocorreu com você muitas vezes nos últimos dias ou agora, mas seu estado ainda não for agudo, responda à pergunta com um "não".)

	Sim, é exatamente isso o que ocorre comigo ultimamente.	Não, não é isso o que ocorre comigo ultimamente.
1. No momento, sente-se responsável pelos erros dos outros?		
2. Duvida da correção da sua própria opinião?		
3. Teme, no momento, ser traído?		
4. Vive divagando, com o pensamento longe?		
5. Perde a calma por ninharias?		
6. Sente-se injustiçado pelo destino?		
7. Tem necessidade absoluta de impor sua vontade?		
8. Ao tentar concretizar suas metas, sente-se inseguro devido à opinião dos outros?		
9. No momento anda melancólico sem saber por quê?		
10. Sente-se inferior aos outros?		
11. Tem sido obrigado a suportar alguma situação desagradável?		
12. Está com medo de determinadas situações, de coisas ou de animais e gente?		

Não, não é isso o que ocorre comigo ultimamente.		
Sim, é exatamente isso o que ocorre comigo ultimamente.		
13. Tem dificuldade de dizer "não" nos últimos dias?		
14. Vive se lastimando porque as coisas não são mais as mesmas?		
15. Assumiu mais responsabilidades do que é capaz de atender?		
16. Tem se sentido apático?		
17. Acha difícil tomar uma decisão definitiva devido à versatilidade de suas idéias e planos?		
18. Sente-se impaciente nos últimos dias?		
19. Gostaria de transformar em ação alguma decisão íntima?		
20. Anda se ocupando exclusivamente de si mesmo?		
21. Ainda não conseguiu se livrar espiritualmente de algum determinado capítulo da vida passada?		
22. Tenta distrair-se a fim de fugir de seus pensamentos e preocupações?		
23. Sente necessidade espiritual de alterar a situação (profissional ou privada)?		
24. Sente que vem enfrentando constantemente determinada dificuldade, quer pessoal quer profissional?		

	Sim, é exatamente isso o que ocorre comigo ultimamente.	Não, não é isso o que ocorre comigo ultimamente.
25. Sente-se acossado constantemente por pensamentos indesejáveis?		
26. Sente-se extremamente cansado e acha que não há nenhuma saída possível?		
27. Pressiona a si mesmo e aos outros por puro prazer?		
28. Deixou de sentir prazer pela vida?		
29. É verdade que não quer incomodar os outros com os seus problemas?		
30. Vive perturbado por acontecimentos e sentimentos dos quais não consegue se livrar?		
31. Sente que é difícil manter o equilíbrio espiritual?		
32. Acha que está momentaneamente desvitalizado e sem forças?		
33. No momento anda impondo a si mesmo determinadas regras ou princípios de vida?		
34. Acaso perdeu totalmente a esperança?		
35. No momento tem um vago sentimento de medo ou de perigo?		
36. Está com ciúme?		
37. Anda oscilando entre duas alternativas, sem chegar a uma definitiva?		

Não, não é isso o que ocorre comigo ultimamente. Sim, é exatamente isso o que ocorre comigo ultimamente.	Sim	Não
38. Acha que só conseguirá resolver a situação atual por meio da estratégia ou usando determinadas táticas?		
39. Sente-se sem forças para enfrentar as situações do dia-a-dia?		
40. No momento, se vê obrigado a reprimir necessidades vitais?		
41. O bem-estar de um ente querido o anda preocupando?		
42. Anda se questionando por achar que deveria ter dado mais de si?		
43. Passou por certa situação que ainda não conseguiu assimilar fisicamente?		
44. Apesar de saber que não há motivos para tal, duvida da própria capacidade?		
45. Vive deprimido porque as coisas não aconteceram do modo que você esperava?		
46. Sente rancor, ou melhor, raiva e uma antipatia quase incontrolável pelos outros?		
47. Anda cético ou pessimista demais?		
48. Sente uma necessidade imperiosa de reorganizar ou de limpar as coisas?		

Não, não é isso o que ocorre comigo ultimamente. Sim, é exatamente isso o que ocorre comigo ultimamente.	Sim	Não
49. No momento, sente-se intimamente ferido porque não deram atenção aos seus conselhos bem-intencionados?		
50. Tem medo de perder o controle sobre seus sentimentos?		
51. Acha difícil tolerar os erros alheios?		
52. Não consegue começar as coisas por timidez ou medo?		
53. Tem sentido necessidade de colocar sua força de vontade à prova?		
54. Acha que ainda não cortou totalmente o cordão umbilical que o prende a uma pessoa muito próxima?		
55. Vê-se forçado a aceitar uma situação desagradável, tendo de fingir amizade?		
56. Tem medo ou pânico da situação que está vivendo?		

Tabela de avaliação

Número da pergunta	Sim, é exatamente isso o que ocorre comigo ultimamente	Concentrado de remédios florais de Bach
1		Pine
2		Cerato
3		Holly
4		Clematis
5		Crab Apple
6		Willow
7		Vine
8		Walnut
9		Mustard
10		Larch
11		Oak
12		Mimulus
13		Centaury
14		Honeysuckle
15		Elm
16		Wild Rose
17		Wild Oat
18		Impatiens
19		Walnut
20		Heather
21		Honeysuckle
22		Agrimony
23		Water Violet
24		Chestnut Bud
25		White Chestnut
26		Sweet Chestnut
27		Vervain
28		Wild Rose

(Por favor, depois de preencher todo o questionário transfira suas marcas para a tabela de avaliação)

Número da pergunta	Sim, é exatamente isso o que ocorre comigo ultimamente	Concentrado de florais de Bach
29		Water Violet
30		Star of Bethlehem
31		Scleranthus
32		Olive
33		Rock Water
34		Gorse
35		Aspen
36		Holly
37		Scleranthus
38		Chicory
39		Hornbeam
40		Rock Water
41		Pine
42		Red Chestnut
43		Star of Bethlehem
44		Elm
45		Gentian
46		Holly
47		Gentian
48		Crab Apple
49		Chicory
50		Cherry Plum
51		Beech
52		Mimulus
53		Vervain
54		Red Chestnut
55		Agrimony
56		Rock Rose

Ao transferir suas marcas para a tabela de avaliação, tomou bastante cuidado?

Agora ficou fácil verificar as flores que de fato são importantes para você, visto que cada uma das perguntas apresenta a essência floral indicada na mesma linha.

Em seguida, leia o capítulo correspondente às flores que escolheu, e veja se há informações mais precisas sobre situações e formas de comportamento que venham a ter importância para você pessoalmente. Naturalmente, não é preciso que todos os sintomas atribuídos a determinada flor se manifestem em você para precisar dela. Muitas vezes bastam de 1 a 3 sintomas, desde que esses sejam *bastante* representativos do seu estado a ponto de justificar o uso dos remédios.

Se você tiver certeza de que precisa de determinada flor, anote qual é para incluí-la na sua combinação de florais.

Depois que determinou sua combinação de florais com a ajuda do questionário, você pode optar por um dos seguintes modos de uso:

1. *PREPARAÇÃO SEGUNDO O MÉTODO DO COPO DE ÁGUA*

Coloque duas gotas de cada frasco de estoque escolhido num copo de água e beba a mistura durante o dia. Continue o tratamento por tantas horas ou dias até sentir que o estado agudo se harmonizou.

2. *PREPARAÇÃO DE UM FRASCO DE REMÉDIO*

Se o tratamento com florais de Bach tiver de ser feito durante mais tempo, recomenda-se o preparo de um frasco de remédio. A diluição padrão é de 3 gotas do frasco de estoque escolhido num frasco de remédio de vidro de 30 ml com conta-gotas; enchem-se três quartos do frasco de água natural de fonte e uma colherada de conhaque ou vinagre de sidra como conservante. Em todo caso, você precisará de uma gota do concentrado floral escolhido por 10 ml do frasco de remédio.

DOSAGEM

A dosagem padrão é de, pelo menos 4 gotas quatro vezes por dia (preparação descrita acima). Você pode tomar as gotas de manhã, quando se levanta, logo depois de escovar os dentes; com o estômago vazio antes do almoço; com o estômago vazio lá pelas 5 horas da tarde; e antes de se deitar, depois de escovar os dentes. Em caso de necessidade o número de gotas e a freqüência da ingestão podem ser diminuídas ou aumentadas. Para se obter o melhor efeito, deve-se conservar as gotas na boca por um momento antes de engoli-las.

Não há prescrições-padrão para a duração do tratamento. Tome as gotas pelo tempo que achar necessário ou até constatar que não precisa mais delas. De acordo com o tipo e a situação o tratamento pode durar de quatro semanas até quatro meses.

INDICAÇÕES IMPORTANTES

- Basicamente, numa combinação de flores para tratamento a longo prazo, não se deve combinar mais do que seis concentrados florais.
- A curto prazo, os concentrados florais necessários podem ser tomados adicionalmente de acordo com o método do copo de água.
- Se no início não lhe for possível decidir-se por 6 flores na sua combinação, pense primeiro qual das flores escolhidas combina melhor com o seu estado *agora.* Você também pode usar despreocupadamente mais do que seis flores. Como todos os concentrados florais

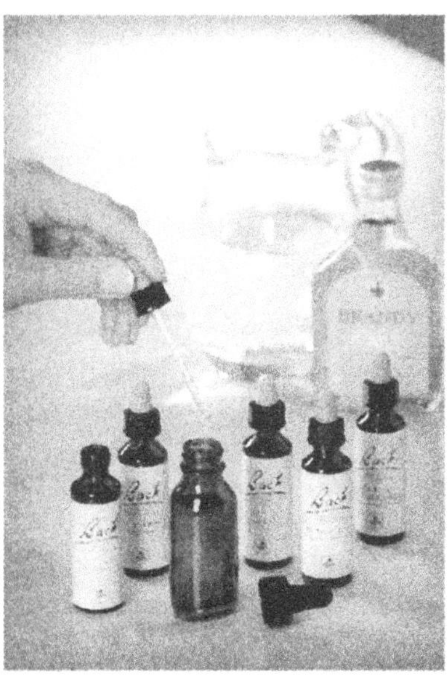

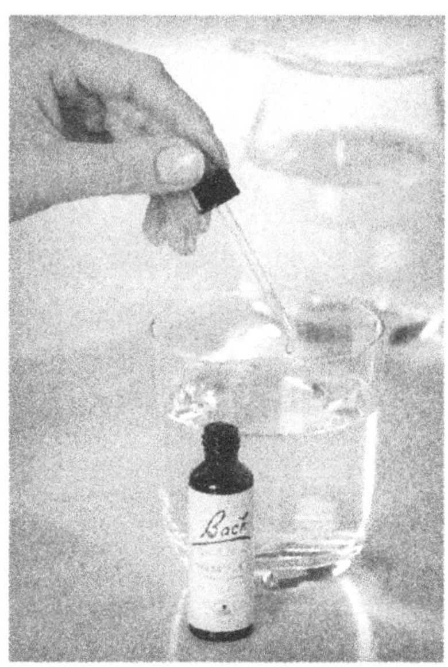

se harmonizam, no início é mais seguro misturar mais flores na combinação, do que arriscar que uma flor essencial para o efeito geral fique faltando.

- Segundo informações dos Centros do Dr. Edward Bach na Inglaterra, as essências florais podem ser usadas por pessoas de todas as idades. Não há perigo de uma overdose. Em 60 anos, inclusive com a escolha inadequada da essência, nunca foram relatados efeitos colaterais. Em virtude das experiências feitas até o momento, as essências florais de Bach não influenciam os remédios alopáticos ingeridos simultaneamente, nem estes influenciam o efeito das essências florais. Isso vale exclusivamente para o uso pelo método prescrito.

8

Desenvolvimento de uma terapia floral de Bach

(Exemplo tirado de uma cura natural)

Anamnese: A desenhista técnica de 23 anos, de aparência controlada, que ainda mora na casa dos pais, teve a primeira menstruação aos 12 anos, que foi regular até seus quinze anos. Depois de umas férias de três semanas na Inglaterra — em que não aconteceu nada de extraordinário — as regras foram se tornando cada vez mais raras; quando a paciente completou 16 anos, a menstruação cessou de vez. Os tratamentos hormonais não deram resultado e por isso foram interrompidos. Remédios como Feminon e Agnolyt não tiveram êxito nesse caso.

Em primeiro lugar eu lhe receitei oito semanas de florais, que geralmente deram certo nesses casos:

Star of Bethlehem — Estado de choque em âmbitos energéticos mais sutis
Pine — Censura a si mesmo
Rock Water — Princípios interiores rígidos, repressão das necessidades vitais
Cherry Plum — Medo, relaxar intimamente

Em prosseguimento teriam de ser tomados durante sete semanas:

Centaury — Falta de formação da vontade própria
Walnut — A flor que provoca a ruptura

Como esse caso é um exemplo do desenvolvimento clássico de uma terapia com as essências florais do dr. Bach, eis aqui o desenvolvimento da terapia nas palavras da própria paciente (anotações não corrigidas e não reduzidas do diário).

1º dia — 2 de dezembro, sexta-feira
Nenhum acontecimento extraordinário, certa euforia que atribuo a experiências dos dias anteriores (viagem a Hamburgo, novos conhecimentos). Sinto-me mais livre do que de costume.

2º dia — sábado
Depois de acordar lembro-me de um sonho, em que constato que minha calcinha está molhada de sangue. Pergunto-me se pode ser minha menstruação, o que é quase inacreditável. No sonho chego à conclusão de que *tem de ser* as regras. Nesse ponto, acordei. Durante todo o dia tenho mais consciência de mim mesma do que de costume, manifesto a minha opinião, não fico mais tão amedrontada no que se refere às reações dos meus semelhantes.

3º dia — domingo
Estado de ânimo básico confiante, a não ser por isso inalterado.

4º dia — segunda-feira
Leve descontentamento. Tendência à disposição depressiva e ao mau humor, estou apática; mas não me entrego à disposição negativa, eu a supero.

8º dia — sexta-feira
Em parte uma grande confiança em Deus e um grande sentimento de felicidade. Sinto a presença de Deus. Infelizmente antes (ao meio-dia e pela manhã) certo desânimo e medo, que puderam ser controlados. Sentimentos de culpa.

9º e 10º dias — sábado e domingo
Presto demasiada atenção às necessidades dos outros. Com isso, deixo de atender às minhas. Quando ajo de acordo com as minhas percepções, fico de consciência pesada, porque ocasionalmente posso ferir alguém.

Além disso, me conformo demasiadamente com os conceitos morais que me foram impostos desde criança.

11º dia — segunda-feira

Novas perspectivas de trabalho. Intimamente estou certa de que me mostrarão meu caminho, de que serei orientada, mesmo que talvez por meio de atalhos.

Desde os últimos três dias meus sonhos são mais intensos, mais vívidos. Em muitos momentos sinto bem claramente a força de Deus em mim, então fico muito descontraída e tranqüila.

12º dia — terça-feira

Alguma coisa deu errado. Mas não me perturbei como antes e não me perdi na minha fase depressiva. Deus me guia.

13º dia — quarta-feira

Um pouco desanimada e desmotivada.

14º dia — quinta-feira

A disposição depressiva aumentou. Sinto-me indiferente e desanimada. Minha vida me parece destituída de sentido e de melhora. Espero que este seja o primeiro efeito das gotas de florais. Eu vou resistir.

15º dia — sexta-feira

Um sentimento de que a vida é vazia, sem perspectiva e de que tudo estagnou. Estou descontente com a minha existência, nutro sentimentos de culpa.

Está pior do que ontem, mas continuo com esperança.

16º dia — sábado

Como ontem, acho tudo sem sentido, mas, bem no fundo, tenho a certeza de que tudo vai mudar (infelizmente, não se trata de uma convicção muito forte).

17º dia — domingo

Meu estado de ânimo melhora.

Vejo que tenho de ser paciente. Novos impulsos: retomar as aulas de piano, aprender a falar italiano. Eu sei que a minha verdadeira missão me será mostrada quando chegar a hora certa e ainda não é agora. Agora eu percebo quando vou recair no meu velho erro de prestar atenção às necessidades das outras pessoas. Para mim, isso já é um progresso. Infelizmente, não consigo evitar um leve sentimento de culpa quando imponho a minha vontade ou desejo.

18º dia — segunda-feira
Um dia muito sombrio. Ataques vazios, depressivos.

19º dia — terça-feira, 20-12
Minha disposição está um pouco melhor. Começo a ter novamente esperança, mas continuo desinteressada e fleumática.

20º dia — quarta-feira, 21-12
A disposição é semelhante à de ontem, sinto como as forças positivas trabalham para mim, sinto como sou orientada. Mas, fico impaciente, tenho de combater esse sentimento. Continuo a ter esperança. Vou receber o que me está destinado.

21º dia — quinta-feira, 22-12
Eu sei para onde me leva o caminho, e eu também sei que será um caminho difícil, mas ao mesmo tempo será um caminho mais pleno e mais feliz.

22º dia — sexta-feira, 23-12
O entusiasmo arrefeceu um pouco, mas estou mais confiante e segura de mim mesma do que antes.

23º dia — sábado, véspera de Natal
Em geral, tudo igual. Tenho a sensação de estar vendo pior.
No que se refere à disposição, realmente mais livre do que antes e totalmente confiante.

24º dia — domingo 25-12
Sinto uma grande força e espero poder usá-la significativamente.

Em casa sinto-me uma prisioneira e limitada, enjaulada. Quero dominar meu medo e necessidade de conforto, sair de casa e viver a minha própria vida.

25º dia — segunda-feira, 26-12
Em geral, boa disposição, mas com a sensação de que tudo estagna. Estou impaciente outra vez.

26º dia — terça-feira, 27-12
Sinto cada vez mais que tenho de sair de casa. Sinto-me prisioneira.

27º dia — quarta-feira, 28-12
Enxergo melhor outra vez. Mas, fora isso, cheguei outra vez ao fundo do poço, ainda não é uma depressão direta, mas estou um pouco deprimida e mostro novamente a fleuma bem conhecida.

28º dia — quinta-feira, 29-12
Tudo igual.

29º dia — sexta-feira, 30-12
Entusiasmo parcial, em casa sinto-me limitada.

30º dia — sábado, 31-12
Aborreço-me por estar com medo de entrar numa situação quando não tenho ajuda. Mas, seja como for, já não deixo que decidam tanto por mim.

31º dia — domingo, 1-1-84
Certa estagnação. Acho que algo tem de mudar, mas não dou nenhum passo para a frente. Mesmo que tenha medo da solidão – preciso sair de casa.

32º dia — segunda-feira, 2-1
Bastante igual. Peço mudanças, há progresso e desenvolvimento, mas nas circunstâncias externas tudo continua inalterado.

Mas bem no íntimo, eu sinto que logo alguma coisa vai mudar. É como se algo fervilhasse em mim, ainda muito fraco, mas que mais cedo ou mais tarde irromperá com força.

33º dia — terça-feira, 3-1

Estou irritada, volto a antigas formas de comportamento e me aborreço com isso.

34º dia — quarta-feira, 4-1

Afinal, muito bom humor, não sei bem o que dizer, mas previ certas coisas que se realizaram ao longo do dia. Não se trata de acontecimentos de abalar o mundo, mas de algum modo me surpreenderam.

35º dia — quinta-feira, 5-1

Acordei com um sonho estranho. De muita coisa não me lembro mais. Mas uma cena ficou retida na memória:

Estou no trânsito e escolho a rua certa, a que me leva ao meu objetivo (qual era exatamente, não sei mais, mas acho que queria encontrar uma pessoa importante para mim).

Acabo de me decidir justamente por uma saída, uma rua que acho a certa para o meu objetivo, mas então, como que por força maior, fui levada para outra saída que realmente confirmou ser a rua certa e a mais curta, coisa que por um lado me deixou muito surpresa e por outro não, visto que aceitei o fato como orientação de Deus.

Menciono esse sonho tão nítido, porque logo o interpretei desse modo: Deus também me mostrará o caminho correto na vida, mesmo contra a minha sabedoria, ou já está mostrando, mesmo que interiormente eu ainda esteja insegura e relute por causa do medo e por comodidade.

Estou mais livre ao lidar com as outras pessoas. Mas ainda tenho dificuldade de manifestar claramente a minha opinião porque quero agradá-las.

Estou um pouco mais tolerante comigo mesma e com os meus erros.

36º dia — sexta-feira, 6-1

Um pouco deprimida, mas não muito. Enfim, cheia de confiança.

37º dia — sábado, 7-1

Grande preocupação em família. Quero ajudar minha mãe, mas apesar disso não quero me deixar prender, pois preciso libertar-me do círculo encantado da minha família, senão não consigo continuar o meu desenvolvimento.

38º dia — domingo, 8-1

Acordei exatamente às 5 horas da manhã. Tive o pior sonho, sonhei que meu pai tinha morrido. Será que isso está relacionado com as minhas preocupações com a minha mãe?

À noite: O dia foi bem-sucedido. Encontrei minha própria casa e, apesar de certa opressão, olho com muito otimismo e confiança para o futuro.

39º dia, segunda-feira, 9-1

Tudo igual.

40º dia — terça-feira, 10-1

Sinto-me leve, sem preocupações e, apesar das circunstâncias externas negativas, tendo a esperar o melhor. Digno de atenção é o preponderante sentimento de leveza que tem algo de libertador em si.

41º dia — quarta-feira, 11-1

Como há alguns dias, percebi novamente sensações de tensão no rosto (na face direita). Aparentemente, acho mais difícil falar.

Além disso, sinto de vez em quando uma fisgada no seio direito, embaixo das axilas.

No entanto, a disposição, apesar de muitas perspectivas negativas, é de descontração. De alguma maneira, sinto que se trata de uma fase irreal de transição, como se eu fosse espectadora de mim mesma na situação atual.

42º dia — quarta-feira, 12-1

Semelhante a ontem.

43º dia — sexta-feira, 13-1

Realmente, um dia sombrio. Algo depressivo, desequilibrado. Apesar de tudo, em segundo plano existe essa confiança firme como uma rocha de que minha vida vai melhorar e se modificar de todos os pontos de vista.

44º dia — sábado, 14-1
Semelhante a ontem, ma agora não mantenho a postura positiva de ontem.

45º dia — domingo, 15-1
Hoje vivi com muita consciência. A disposição básica novamente é positiva. Sinto-me temporariamente como uma pessoa especial.

46º, 47º e 48º dias
Estou inquieta, procuro e não acho nada. Quero me distrair, estou fugindo de mim mesma, não consigo me acalmar.

49º dia — quinta-feira, 19-1
A inquietação diminui um pouco. Reconheço que é tolice desperdiçar a vida por medo, ficar apressada e desejar viver alguma coisa à força.

Eu sei que tudo acontecerá por si, não posso forçar nada.

50º dia — sexta-feira, 20-1
Fiquei totalmente calma. Reconheço que preciso da momentânea pausa de tranqüilidade para reunir forças para o que virá. Sinto que alguma coisa vai acontecer. As condições externas também sugerem isso: logo vou me mudar da casa dos meus pais para o exterior. Sei que só se trata de uma fase de transição, que devo usar para obter novos conhecimentos que me serão proveitosos no futuro.

51º e 52º dias — sábado e domingo
Apesar disso não entro em pânico e nem fico histérica como acontecia antes.

Estou intimamente relaxada e confio na assistência e na ajuda de Deus, mesmo que às vezes tenha de chorar.

Sei que essa é a minha tarefa, da qual não posso fugir e diante da qual não quero fechar os olhos, mas que quero dominar.

Por mais estranho que pareça, de algum modo me alegro por ter de realizar uma tarefa, mesmo que ela seja difícil e desagradável.

No íntimo, estou cheia de confiança e de fé.

53º dia — segunda-feira, 23-1
Confiante.

54º dia — terça-feira, 24-1
Inalterado.

55º dia — quarta-feira, 25-1
Não estou mais tão alegre. Não sei me organizar. Em parte me sinto muito afastada das outras pessoas com quem convivo, sinto-me superior, porque tenho uma visão muito mais abrangente da vida, que não é tão limitada pelo tempo e espaço. Mas, no geral, sinto-me bem.

56º dia — quinta-feira, 26-1
Estou deprimida e apática. Sinto-me mal, sinto-me só. Em todo caso, tive um lindo sonho: minha menstruação veio! Desejo que isso seja verdade, pois eu teria algo que me daria coragem para continuar. Fim da primeira associação de florais.

2ª FASE DE ASSOCIAÇÃO DE FLORAIS

Walnut e *Centaury* — durante sete semanas

Infelizmente, dessa fase a paciente não registrou um diário detalhado. As anotações seguintes foram registradas depois do encerramento da sétima semana de tratamento com os florais e depois do recomeço da menstruação.

Resumo da 2ª fase do tratamento:
"Na verdade, não pude constatar nada de essencialmente novo no meu ser. Mas talvez eu tenha desejado mais do que antes a volta da minha menstruação. Não que tenha ficado constantemente pensando nisso, mas muito mais vezes do que quando ainda não tomava os florais de Bach. Esse tema surgiu uma ou duas vezes nos meus sonhos. Eu sonhei que estava menstruando e sonhei com a minha reação com muitos detalhes. Nos meus sonhos às vezes eu também tinha experiências sexuais. Em tudo agora eu lidava mais do que antes com o meu sexo. Um "restabelecimento" do estado normal não me parecia fora de questão, mesmo que não ficasse ansiosa por causa disso. Eu tinha certeza de que as minhas funções femininas voltariam a funcionar assim que eu encontrasse e aceitasse a mim mesma.

Intimamente desisti de certa resistência, desisti justamente dos pensamentos sobre o fato de que nada mudaria na minha situação "isenta das regras". Esse pensamento, infelizmente, eu já havia mais ou menos aceitado.

No sábado, dia 10 de março, três dias antes do encerramento da minha segunda terapia de sete semanas, menstruei pela primeira vez depois de sete anos — uma menstruação não muito forte, mas em todo caso, de quatro dias!

Agora eu espero que minha menstruação se normalize outra vez e continue a ocorrer com regularidade. Além disso, espero que a terapia com as essências florais continue a me ajudar na minha verdadeira determinação na vida."

Nessas anotações fica muito claro um princípio importante da terapia com florais:

Um floral só pode ser usado quando chega a hora certa. Sem a primeira fase do tratamento, a dissolução do choque, dos sentimentos de culpa, das decisões íntimas erradas e dos medos, uma ruptura provavelmente não seria possível. Como principiantes na terapia floral de Bach, deveríamos resistir à tentativa de introduzir determinados florais cedo demais.

Para encerrar o estudo de caso apresentado, confirmamos o seguinte:

A terapia floral de Bach é uma forma de terapia altamente individual. Não existem duas pessoas iguais, por isso também não existem dois processos idênticos de terapia. O caso apresentado pode servir como exemplo e estímulo, mas não como critério de julgamento das próprias reações ou das reações dos outros.

O livro de Mechthild Scheffer, *Erfahrungen mit der Bach-Blütentherapie* [Experiências com a Terapia Floral do Dr. Bach]* contém outros estudos de caso.

---

* Publicado pela Editora Pensamento, São Paulo, 1991.

9

Os florais de Bach na prática

PREPARAÇÃO E DOSAGEM

Preparação: Os remédios florais são fornecidos em forma concentrada pelo Bach Centre, em frascos de estoque. É preciso diluí-los antes de usá-los, numa mistura de cerca de três partes de água para uma parte de álcool. Edward Bach usava água de fontes naturais. Hoje ainda se usa água de fonte natural em frascos provenientes de supermercados. Sendo água morta, a água destilada não é adequada como veículo.

Álcool: Utiliza-se o álcool apenas como conservante das gotas. Isso é essencial nas temperaturas de verão, quando a água tende a se estragar depressa, e também quando as gotas devem ser tomadas por um período mais longo de tempo. Quando se toma uma combinação de remédios florais apenas durante alguns dias, a conservação no álcool não é necessária. Edward Bach usava conhaque. Mas também pode-se usar formas semelhantes de álcool, tão puras quanto possível, ou vinagre de sidra ou álcool de vinho abaixo de 50%.

A diluição-padrão para a medicação oral é de 1 gota para cada 10 ml. Isto é, 2 gotas de cada frasco de estoque escolhido num frasco de remédio de 30 ml. Enchem-se três quartos do frasco de água natural de fonte, e sobre ela deita-se uma colherada de conhaque ou de vinagre de sidra como conservante. Na Inglaterra, usam-se frascos de vidro marrom de 30 ml com conta-gotas e assim se tem um frasco de remédio. Para uma combinação de três diferentes florais, pingam-se duas gotas de cada (exceção: do frasco de estoque *Rescue* 4 gotas em vez de 2) no frasco previamente enchido com água e álcool. Sacode-se bem a mistura antes de usá-la pela primeira vez.

Os frascos marrons com conta-gotas de 10 a 50 ml são os mais indicados e podem ser encontrados nas farmácias.

Dosagem: A dosagem-padrão é de pelo menos quatro gotas quatro vezes por dia, de manhã ao se levantar, com o estômago vazio, antes do almoço, com o estômago vazio, lá pelas 5 horas da tarde e antes de se deitar. Em caso de necessidade tantas vezes quantas forem necessárias. O melhor método é colocar as gotas diretamente sobre ou embaixo da língua, com o conta-gotas. Deve-se conservar as gotas na boca por um momento antes de engoli-las para obter-se o efeito pleno.

Em situações agudas, pode-se ministrar doses mais freqüentes, por exemplo, quatro gotas de 10 em 10 ou de 30 em 30 minutos, até se manifestarem sinais de melhoria. Pessoas muito sensíveis também se dão bem com uma dosagem reduzida, por exemplo, duas gotas duas vezes por dia.

Outra forma de dosagem, sobretudo em casos agudos é colocar 2 gotas de cada frasco de estoque escolhido num copo de água e sorver a mistura ao longo do dia.

OUTRAS APLICAÇÕES ALÉM DAS GOTAS

Compressas: Bach prescrevia compressas, além da medicação oral, em casos de lesões externas, como por exemplo, erupções cutâneas e inflamação. Acrescentam-se 6 gotas do frasco de estoque a meio litro de água.

Banhos: Muitos profissionais que usam o método de Bach são adeptos entusiasmados de banhos que contenham determinados remédios florais, como por exemplo, *Hornbeam* e *Crab Apple* contra exaustão. Adicionam-se mais ou menos cinco gotas do frasco de estoque a um banho inteiro.

Ocasionalmente, profissionais sensíveis recomendam o seguinte quanto aos concentrados de florais de Bach:

— Em estado agudo, carregar o frasco junto ao corpo durante alguns dias. Isso não é recomendado como medida a longo prazo.

— Deixar de início a mistura a cerca de 20 cm de distância da cama. Nesse caso os concentrados florais parecem influenciar beneficamente a elaboração dos bloqueios do passado no sonho. Com freqüência os florais indicados são *Honeysuckle*, *Star of Bethlehem*, *Rock Water* ou *Walnut*. Esse método não é adequado a todos os tipos de pessoas.

— Sobre os centros de energia (chakras): nos círculos dos praticantes de yoga, as gotas às vezes são borrifadas diretamente sobre determinados chakras em vez de sobre a língua.

POR QUANTO TEMPO DEVEMOS USAR OS FLORAIS DE BACH ATÉ QUE ELES FAÇAM EFEITO?

Para esta pergunta há várias respostas. Depende da profundidade em que o problema propriamente dito está enraizado.

Quando, ao nos levantarmos certa manhã, sentirmos a típica ressaca das segundas-feiras, umas gotas de *Hornbeam* num copo de água tomadas aos goles, devem bastar para enfrentar o dia com ânimo. Contra uma sensação indeterminada de mal-estar ou de pressentimentos ruins, *Aspen* deve ajudar da mesma maneira.

Essa forma de utilização é apropriada para os altos e baixos da disposição na vida cotidiana.

No entanto, quando se trata de um problema mais profundo e de longa duração, precisamos continuar pesquisando para, em primeiro lugar, reconhecermos o estado de alma negativo original e depois, os outros estados provenientes do estado negativo original, que podem ter se desenvolvido adicionalmente.

Tomemos uma gangorra de criança como exemplo:

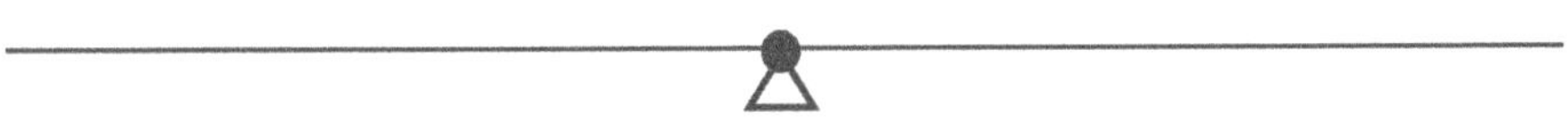

Ilustração 1

Na primeira ilustração a gangorra está equilibrada, na horizontal.

Esse equilíbrio corresponde ao estado de alma harmonioso, desejado pela natureza, que nos possibilita prosseguir no nosso caminho de vida e dominar positivamente algumas das experiências com que nos deparamos. A lida bem-sucedida com as lições da vida estabilizam e desenvolvem a nossa personalidade.

Mas, na realidade, progredir no caminho da vida sem mal-entendidos psíquicos que nos detenham ou nos façam tropeçar é para umas poucas pessoas. É exatamente aí que está o ponto de partida para uma terapia com os florais de Bach.

Tomemos como exemplo um homem, esforçado, que gosta do seu trabalho e que, portanto, está relativamente equilibrado psiquicamente, que está de acordo consigo mesmo.

Certo dia, esse homem constata que sua atividade profissional bem-sucedida exige cada vez mais a sua responsabilidade, e ele sente que isso começa a incomodá-lo. Assim, como mostra o ângulo de inclinação da ilustração 2, ele perde o equilíbrio psíquico. E isso torna mais lenta a continuação do seu processo de desenvolvimento. (posição A)

Ilustração 2

Como nesse estágio o problema ainda não está profundamente enraizado, basta um ligeiro ajuste, um pequeno impulso, para colocar a gangorra outra vez em equilíbrio. O floral adequado *Elm* (contra o sentimento passageiro de não estar à altura da tarefa) tomado nesse momento, restabelece outra vez o seu equilíbrio psíquico. Seu desenvolvimento continuará de modo normal.

Mas se o homem na gangorra ficasse na posição inclinada, sem lutar contra a sensação de insuficiência, de acordo com o "efeito da bola de neve" surgiriam os conseqüentes estados psíquicos: porque ele continuaria duvidando das próprias aptidões (embora antes ele fosse totalmente seguro de si); agora, por exemplo, ele desenvolveria medo do futuro, medo por suas posses, medo de que aconteça algo com sua família, etc. (posição B, relativamente C).

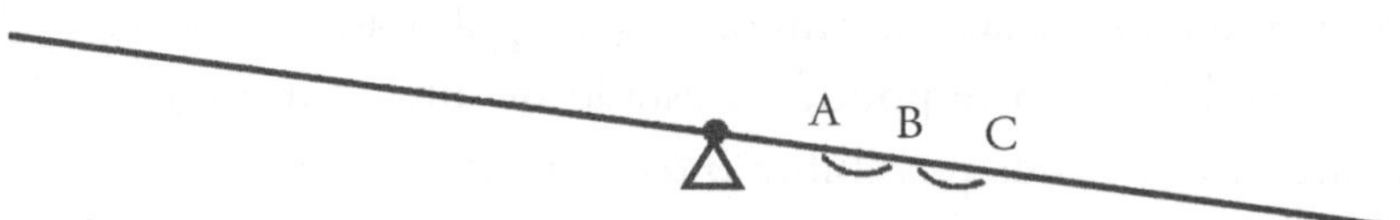

Ilustração 3

Se o homem permitir que esse estado continue, em cerca de mais ou menos de 1 a 5 anos, ele se verá na extremidade inferior da gangorra (ilustração 4). Seu problema básico, o fato de ele ter assumido demasiada responsabilidade, arraigou-se profundamente, e os incômodos resultantes por meio do stress, das preocupações e do medo podem manifestar-se na forma de um colapso físico (por exemplo, doenças do estômago, asma, inflamação crônica das cavidades nasais), caso o corpo seja o ponto mais fraco desse homem. Se, talvez graças a uma boa constituição física o homem não sofrer dessa maneira, provavelmente acontecerá um colapso psíquico (posição D).

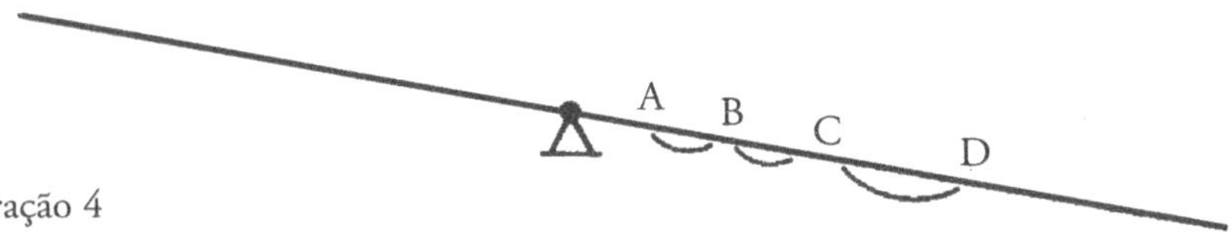

Ilustração 4

Portanto, o tempo necessário para que os remédios florais de Bach façam efeito, deve ser avaliado de acordo com o ângulo de inclinação da gangorra em que um estado tem de ser corrigido; depende de se é necessário tratar somente o problema básico ou o problema básico e os estados conseqüentes. Quanto mais a pessoa estiver enredada em seu problema, tanto maior é o ângulo da gangorra a ser corrigido.

Aqui devemos levar em conta, que também nos dois estágios descritos (ilustração 4) por último, deve-se usar o mesmo "floral base", como já se tratou no primeiro estágio (ilustração 1), ou seja, *Elm*. Pois o sentimento de não estar à altura de assumir suas responsabilidades, é a causa da primeira desarmonia e de todos os estados subseqüentes. Para esses estados subseqüentes acrescentaríamos a combinação de *Larch* e *Mimulus*, por exemplo.

Mais um ponto importante: ao observar a gangorra inclinada seria um erro supor que o ponto mais elevado da gangorra represente o positivo, e que o ponto inferior represente o negativo. Naturalmente, ambos os pontos estão em desequilíbrio. Pelo ajuste ou re-harmonização do pólo negativo, a extremidade superior da gangorra volta ao seu sadio estado mediano. Esse é o verdadeiro estado positivo e o objetivo da terapia com as essências florais de Bach.

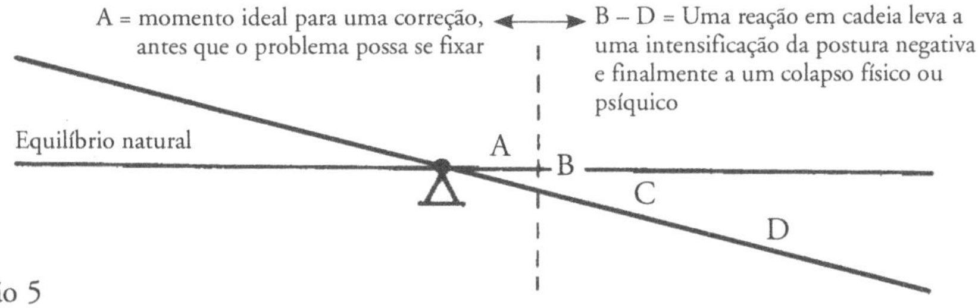

Ilustração 5

Esse exemplo deixa claro que devemos reconhecer e corrigir os primeiros sintomas psíquicos o mais cedo possível e não esperar até que outros estados negativos de alma se acumulem a partir deles.

(Extraído de *Die Bach-Blüten*, Howard/Ramsell, Munique 1991)

OS FLORAIS DE BACH EM ATUAÇÃO CONJUNTA COM OUTRAS FORMAS DE TERAPIA

Os remédios florais de Bach atuam muito harmoniosamente com outras formas de terapia, principalmente com as que são holisticamente orientadas.

Em geral, a combinação da psicoterapia com os florais de Bach é muito eficaz. Uma psicoterapeuta relata: Com a terapia floral de Bach, a psicoterapia anda mais rápido. Chega-se mais depressa a um ponto essencial. Os problemas colaterais em que a terapia ameaça empacar, são resolvidos mais depressa.

Pessoas que não se acham capazes de fazer a terapia, depois de um período de tratamento com os concentrados florais de Bach, muitas vezes tornam-se aptas a fazer a terapia.

Mesmo nos casos assim chamados sem esperança, os florais de Bach são um instrumento que proporciona alívio e deixam o paciente mais relaxado e acessível.

Os tratamentos tradicionais de doenças psicossomáticas podem ser muito mais rápidos com o tratamento simultâneo com os florais do dr. Bach. No tratamento de doenças crônicas a terapia floral muitas vezes conseguiu a mudança decisiva, porque as causas mais profundas da doença tornaram-se interiormente acessíveis ao paciente.

Os florais de Bach são compatíveis com todos os medicamentos, bem como com os remédios da homeopatia de alta potencialização e os remédios psicofármacos. O efeito dos primeiros é intensificado. Os últimos, a pedido dos pacientes, foram reduzidos consideravelmente ou eliminados de todo com o passar do tempo.

FLORAIS DE BACH PARA BEBÊS E CRIANÇAS

Bebês: Uma pergunta que nos fazem com freqüência é como descobrir o remédio floral do dr. Bach certo para bebês, que, naturalmente, não poderão dizer como está o seu estado de espírito. Na verdade, é mais fácil do que se imagina, pois os bebês mostram seus sentimentos com muita franqueza.

Há, por exemplo, o bebê sempre alegre do tipo *Agrimony*. Ele só chora quando há alguma coisa gravemente errada. O bebê do tipo *Chicory* rapidamente mostrará que não está satisfeito quando a pessoa que lhe serve de referência atreve-se a voltar sua atenção para outra coisa qualquer. Um bebê que reage com ansiedade e irritação a tudo e a todos em geral responde bem a *Mimulus*. Outro tipo é o bebê do tipo *Clematis*, que parece viver num mundo próprio. Ele dorme muito e demonstra pouco interesse até pelas refeições do dia-a-dia.

Quando se fizer o diagnóstico de um bebê, os remédios tomados pelos pais, especialmente pela mãe, também devem ser levados em consideração. Existem poderosos vínculos energéticos nessa fase da vida, e alguns florais usados nas combinações usadas para a mãe e para a criança podem ser idênticos.

Normalmente, a dosagem é a mesma para bebês e adultos, uma vez que é totalmente impossível ministrar uma superdose dos remédios do dr. Bach. Quatro gotas do frasco de remédio são adicionadas à mamadeira do bebê quatro vezes por dia. As mães que amamentam também tomam o remédio. Nesse caso as gotas do frasco de estoque serão diluídas apenas em água.

Crianças: Com freqüência as crianças respondem melhor e mais depressa aos remédios florais do dr. Bach do que os adultos, pois os seus padrões de comportamento ainda não foram estabelecidos na mesma extensão, e a resistência mental está mais ou menos ausente. Elas não refletem muito, e desejam apenas uma coisa: sentir-se bem outra vez o mais depressa possível.

Via de regra, as crianças não têm nenhuma dificuldade em descobrir a flor de que precisam entre os 38 frascos de estoque, nem permitem que as outras pessoas as demovam da sua escolha. Diz-se que muitas vezes as crianças, de livre e espontânea vontade, lembrarão aos pais a hora de tomar as gotas outra vez. Como os bebês, as crianças não devem tomar um número excessivo de florais ao mesmo tempo. Muitas vezes, precisarão de doses menores, e os intervalos de tempo em que se muda para uma combinação diferente de remédios florais tendem a ser mais curtos.

Dificilmente haverá uma coisa mais impressionante e compensadora do que ver a maneira com que as crianças reagem, de maneira única e individual, enquanto o canal que conduz à alma ainda não foi bloqueado pela "seriedade da vida". Nunca se enfatizará em demasia a importância de usar os remédios florais do dr. Bach para ajudar crianças, principalmente na idade em que elas ainda não estão abertas aos argumentos lógicos. Desse modo elas serão capazes de passar pelas vicissitudes e decepções inevitáveis da vida sem sofrer um dano permanente à sua mente e à sua alma.

O ditado "prevenir é melhor do que remediar" aplica-se especialmente neste caso. Portanto, se a jovem Katrin, ágil e mentalmente desperta, certo dia voltar da escola estranhamente cansada, monossilábica e distraída, e a vovó disser vamos ver que doença ela está "chocando", é melhor não deixá-la nesse estado, mas dar-lhe algumas gotas de *Clematis* e observar como ela volta do estado de ausência ao estado normal, ao estado desperto e à agilidade. Os sintomas não precisarão degenerar numa doença física, mas caso isso aconteça, a doença será de duração mais curta e de caráter mais brando do que nos colegas de escola.

Os remédios florais têm sido de muita ajuda para muitas crianças com problemas escolares. Eis aqui um exemplo:

Um menino de oito anos, muito atrasado na escola, não acompanhava os outros em nenhum sentido. Durante as aulas mostrava-se introvertido e desinteressado. O seu comportamento com relação aos colegas de classe era pouco sociável, arrogante e imprevisível. Chegava a atacar fisicamente os companheiros e professores. Por fim a direção da escola comunicou aos pais que ele já não podia ser tolerado na classe e precisava ser transferido para uma escola especial. A terapia floral do dr. Bach foi a última tentativa.

O terapeuta observou o menino por algum tempo. Notou que ele gostava de jogar xadrez sozinho e estava sempre três ou quatro movimentos à frente em sua cabeça. Deu-lhe *Chestnut Bud* para o fraco desempenho como estudante que, na verdade, se devia à dinâmica mental poderosa demais. Pela mesma razão ministrou-lhe *Impatiens*, como também pelo comportamento anti-social em relação aos colegas de classe, e finalmente, *Mimulus* para sua atitude geralmente retraída.

O menino tomou essa combinação durante duas semanas. O desempenho escolar, o interesse pelas lições e a participação nas atividades da classe foram além das expectativas. Mas ele ainda continuava bruto com os colegas de classe, agora tinha pesadelos e andava durante o sonho. Por isso acrescentou-se *Holly* e *Aspen* à combinação. Depois de mais duas semanas deixou de agredir os colegas, até mesmo começou a fazer amizades. À noite começou a dormir sem nenhum distúrbio.

A TERAPIA FLORAL DE BACH PARA OS ANIMAIS

Com freqüência os animais reagem ainda mais rapidamente aos florais do dr. Bach do que os humanos. O tratamento é de curta duração, quase sempre de três a dez dias.

Faz-se o diagnóstico para os animais do mesmo modo que no caso dos humanos. O objetivo consiste em descobrir o estado de espírito do animal. Observa-se como o animal se sente. Um cachorro do tipo *Heather*, por exemplo, gosta de ser o centro das atenções e está sempre latindo. Os cães do tipo *Chicory*, constantemente nos calcanhares dos donos, exigem atenção. Os gatos com freqüência são do tipo *Water Violet*. *Mimulus* ajudará os gatos nervosos. Como mãe e filho, "dono e cão" também precisarão freqüentemente dos mesmos remédios florais do dr. Bach.

Rescue salvou a vida de muitos animais em condições graves, como acidentes, mordidas, fraturas, inchaços e vômitos persistentes. Adicionam-se quatro gotas do frasco de estoque à comida ou colocam-se diretamente na boca. No tratamento de muitos ferimentos são úteis compressas feitas de seis gotas tiradas do frasco de estoque, e diluídas em meio litro de água. Se for necessário, as gotas podem ser aplicadas diretamente do frasco nas partes feridas.

A TERAPIA FLORAL DE BACH PARA AS PLANTAS

Há algum tempo, desde que Tompkins escreveu seu livro "Das geheime Leben der Pflanzen" ["A vida secreta das plantas"] sabemos que as plantas também sofrem em conseqüência de um choque, de medo, de abatimento, de indecisão, etc. Acontecimentos como a transferência de um vaso para outro, a murchidão, ou uma queda de certa altura, serão enfrentados com maior facilidade.

Em geral, *Rescue* deve ser usado como remédio básico em toda combinação de florais que se ajustem ao caso.

Por exemplo, plantas infectadas de insetos se recuperarão com *Crab Apple* e *Agrimony*, este último contra o desconforto, que elas são incapazes de expressar. *Hornbeam* empresta novas energias a plantas cansadas, doentes ou murchas.

As três combinações seguintes foram transmitidas pelos jardineiros amadores e pelos que usam os florais de Bach: Dez gotas do frasco de estoque de cada um são acrescentados a um grande regador.

Combinação para o crescimento

Vine — ajuda a rebentar a casca dura das sementes.
Hornbeam — fornece energia adicional para o esforço do crescimento.
Olive — supera a exaustão causada pela germinação e pelo crescimento.

Rescue — para todos os fatores ambientais.

Combinação de jardim

Crab Apple — para pragas de todo tipo.
Walnut — para a transição entre uma fase de crescimento e a seguinte.
Rescue — para todos os fatores ambientais.

Combinação para as flores cortadas

Walnut — para a mudança de ambiente.
Wild Rose — para as flores que pendem, apáticas, sobretudo no inverno.
Rescue — para todos os fatores ambientais.

FONTES DE REFERÊNCIAS SOBRE A TERAPIA ORIGINAL COM AS ESSÊNCIAS FLORAIS DE BACH

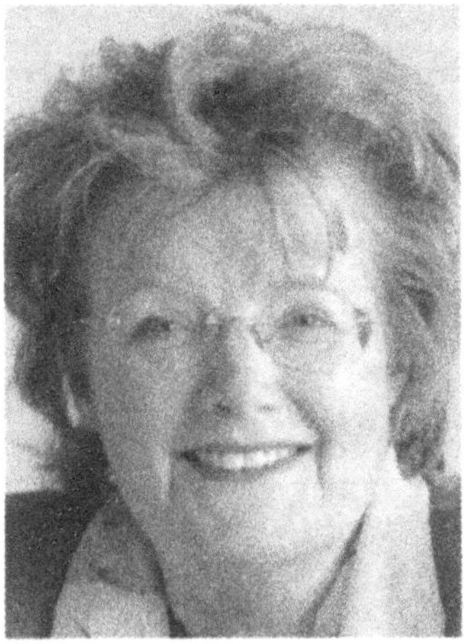

Mechthild Scheffer, especialista em medicina natural e comunicação, introduziu a obra do dr. Edward Bach nos países de língua alemã em 1981. Desde então, ela elaborou e desenvolveu sistematicamente a Terapia Original com as Essências Florais de Bach.

Durante décadas, Mechthild Scheffer atuou como representante dos Centros Bach da Inglaterra, da Alemanha, da Áustria e da Suíça. Hoje ela é considerada uma autoridade internacionalmente reconhecida no ramo e pioneira na Terapia Original com as Essências Florais de Bach. Sua prática e trabalho de pesquisa de mais de trinta anos sedimentou-se em muitas publicações e em 13 livros. Alguns deles foram traduzidos em várias línguas, por serem considerados obras básicas da Terapia Original com as Essências Florais de Bach. Mechthild Scheffer fundou os *Institute für Bach-Blütentherapie, Forschung und Lehre* em Hamburgo, Viena e Zurique. Os seminários de formação desenvolvidos por ela são freqüentados por milhares de usuários e terapeutas.

Atualmente, ela trabalha com a integração da Terapia Original com as Essências Florais de Bach nos conceitos da salutogênese e com a prevenção da saúde psicossocial.

Seus Institutos

- Cultivam, estimulam e propagam a obra autêntica do dr. Edward Bach.
- Oferecem formação e instalações para o aperfeiçoamento dos usuários, especialistas e terapeutas.
- Dão respostas a todas as perguntas práticas e teóricas sobre a Terapia Original com as Essências Florais de Bach.

Institut für Bach-Blütentherapie,
Forschung und Lehre
Mechthild Scheffer

Postfach 20 25 51
D-20218 Hamburgo
Telefone: +49 (0)40 43257710
Telefax: + 49 (0)40 435253
E-mail: **info@bach-bluetentherapie.de**

Organização de seminários na Áustria

Institut für Bach-Blütentherapie, Forschung und Lehre
Mechthild Scheffer
Pfeilgasse 29
1080 Viena
Telefone: +43 (0)1 53386400
Telefax: +43 (0)1 533864015
E-mail: bach-bluetentherapie@aon.at

Organização de seminários na Suíça

Jacqueline Eggenschwiler-Ritter
Fluhstrasse 29
4244 Röschenz
Telefone: +41 (0)61 7630993
Fax: +41(0)61 7630948
E-mail: jeggenschwiler@freesurf.ch

www.bach-bluetentherapie.com

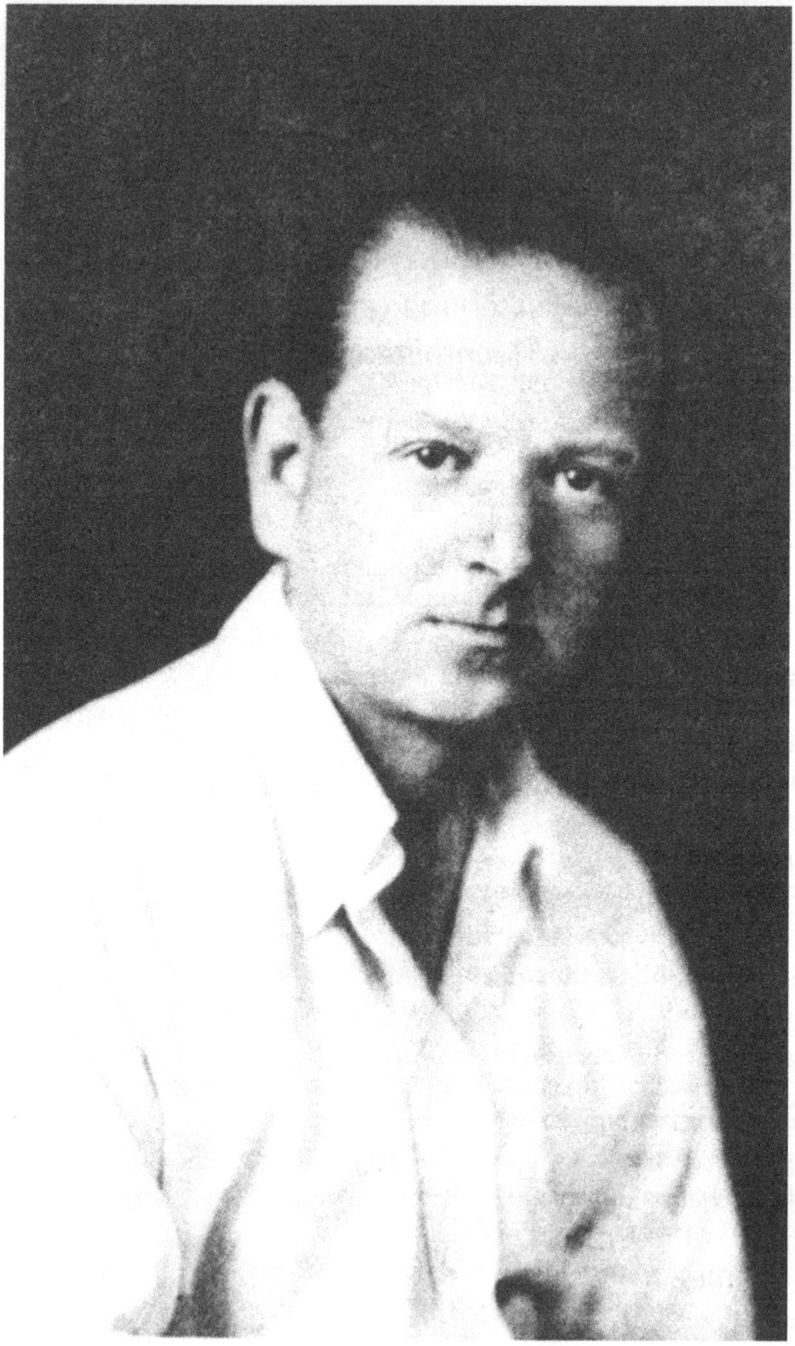

10

Edward Bach —
Espírito de Pesquisa e Altruísmo

O médico inglês, dr. Edward Bach, nasceu em 1886 numa pequena cidade nas proximidades de Birmingham; morreu em 1936 em Sotwell, onde atualmente ainda se situam os Centros Bach; ele encerrou com sucesso os estudos na Universidade de Cambridge. Depois de uma formação especializada abrangente, que encerrou com mais quatro diplomas, o dr. Bach voltou-se inicialmente para a pesquisa bacteriológica dentro da medicina tradicional, em que se tornou conhecido pelos resultados extraordinários da sua pesquisa. Os traços fortes da sua personalidade logo começaram a influenciar o seu trabalho e a determinar o seu caminho de vida futuro. Principalmente o seu grande amor pelos semelhantes sofredores impulsionou o seu trabalho e lhe abriu os olhos para as verdadeiras causas das doenças. O seu extraordinário dom da observação e seu grande poder de concentração permitiram que Bach desenvolvesse um profundo conhecimento humano. A isso acrescentou-se o complemento ideal: seu amor à natureza pura, por meio da qual veio a compreender os grandes inter-relacionamentos da Criação Divina e a descobrir a extraordinária simplicidade contida nela. Essa simplicidade mais tarde tornou-se a chave para o objetivo de vida de Bach, que consistia no desejo veemente de ajudar as pessoas sofredoras com os processos de cura mais simples, acessíveis a todos.

Assim, ele logo começou a dar ao seu trabalho na medicina tradicional uma determinada execução. Com todo o cuidado, ele analisava as dificuldades interiores, psíquicas dos seus pacientes, e tentava descobrir as verdadeiras causas das doenças físicas. Ele podia sentar-se à cabeceira da cama e ouvir os doentes durante horas, para, dessa maneira, ficar conhecendo as necessidades íntimas e as dificuldades dos seus semelhantes.

Algum tempo depois ele entrou em contato com a medicina homeopática e os escritos de Hahnemann e para sua imensa alegria encontrou a confirmação dos seus próprios conhecimentos. A semelhança entre as descobertas de Hahnemann e as suas o impressionou muito. Edward Bach concordava com o princípio básico de Hahnemann: "Trates o paciente, não trates a doença!" O encontro com a homeopatia abriu novas perspectivas para as suas próprias pesquisas.

Antes de tudo o dr. Bach dedicou-se a uma outra forma de trabalho de pesquisa bacteriológica no hospital homeopático de Londres (*Königlichen Londoner Homöopathischen Krankenhaus*). Seu interesse especial era a pesquisa da flora intestinal humana. E ele obteve sucesso ao descobrir sete grupos específicos de bactérias entre a grande variedade de bactérias intestinais. Ele fez a descoberta de que cada um desses grupos principais — quando predominava na flora intestinal de um paciente — podia ser atribuído a uma determinada estrutura da personalidade humana. Na seqüência ele desenvolveu uma terapia de vacina oral baseada num método homeopático. Surgiram os sete famosos nosodos de Bach. Centenas de casos crônicos foram tratados com sucesso extraordinário. Essa foi a confirmação de sua incansável pesquisa. No uso prático ficou cada vez mais claro, que todos os pacientes, que sofriam das mesmas dificuldades emocionais e psíquicas, também reagiam aos mesmos nosodos e, de fato, sem levar em conta o tipo de seus males corporais.

A partir desse momento o dr. Bach só prescrevia os seus nosodos depois da análise cuidadosa da estrutura da personalidade do paciente e dos resultantes estados emocionais agudos. Por sua vez a experiência lhe deu razão e assim se firmou nele a convicção de que as doenças do corpo têm sua origem na psique humana. No sintoma da doença ele reconhecia a "consolidação de uma determinada postura psíquica" dos seres humanos.

Apesar do grande sucesso e da sua fama crescente, o dr. Bach sentia que ainda não havia encontrado a medicina ideal. Ele sentia-se cada vez mais afastado das bactérias e atraído para as forças curativas da natureza. A cada oportunidade ele deixava o laboratório por algumas horas ou passava um dia no campo ou junto ao mar. Nesse tempo, com toda força da sua intuição, ele procurava plantas e ervas que, com suas forças curativas naturais podiam substituir os sete nosodos bacterianos. Aí na natureza o dr. Bach reconheceu que o seu intelecto cientificamente orientado não podia continuar ajudando-o e que ele deveria se entregar totalmente ao conhecimento e à orientação do conhecimento interior. Isso o levou, em 1930, a desistir do consultório particular e do seu trabalho científico em Londres e para, praticamente sem recursos, mudar-se para o campo (o dr. Bach havia usado os seus recursos na pesquisa científica). Ali, em meio à natureza ainda saudável, ele dedicou-se exclusivamente à busca das mais eficazes forças curativas das flores silvestres, dos arbustos e das árvores. Nessa época Bach também descobriu o seu famoso método solar com o qual, com a ajuda dos raios de sol diretos, conseguiu passar, como na homeopatia, a força curativa das flores silvestres diretamente para a água fresca da fonte, sem adição de substâncias. Para as flores silvestres das árvores ele usava o seu método da "fervura" para o mesmo objetivo (método da cocção).

Nos anos seguintes até a sua morte, o dr. Bach procurou e encontrou uma nova possibilidade brilhante de autocura para a humanidade sofredora. Assim, ele testou repetidas vezes o efeito dos 38 concentrados de essências florais preparados à sua maneira. Especialmente nos últimos anos da sua vida, muitas vezes ele experimentou em si mesmo os estados emocionais negativos e para cada um desses estados encontrou a planta correspondente. Quando encontrava o floral certo, ele era liberado desse estado. No seu texto "Os 38 curadores" (contido no livro de Bach, *Blumen die durch die Seele heilen* [*Flores que Curam Através da Alma*], o dr. Bach descreve de modo simples os principais estados negativos da psique e os correspondentes concentrados florais. Juntamente com a sua filosofia "Cura-te a ti mesmo" encontramos aí seu testamento para todos nós. (Nora Weeks)

Excerto de "Cura-te a ti mesmo", de Edward Bach*

(Estes textos foram extraídos do livro "*Blumen, die durch die Seele heilen*" [*Flores que Curam Através da Alma*]

A doença nunca será curada nem erradicada pelos métodos materialistas dos tempos atuais, pelo simples fato de que, em suas origens, ela não é material. O que conhecemos como doença é o derradeiro efeito produzido no corpo, o produto final de forças profundas desde há muito em atividade e, mesmo quando o tratamento material sozinho parece bem-sucedido, ele não passa de um paliativo, a menos que a causa real tenha sido suprimida. A tendência atual da ciência médica, por interpretar erroneamente a verdadeira natureza da doença e por fixar toda a atenção, com sua visão materialista, no corpo físico, tem aumentado sobremodo o poder da doença; em primeiro lugar, por desviar a atenção das pessoas da verdadeira origem da enfermidade e, portanto, da estratégia eficaz para combatê-la; em segundo, por localizá-la no corpo, obscurecendo, assim, a verdadeira esperança de recuperação e criando um enorme complexo de doença e medo, complexo que nunca deveria ter existido.

Em essência, a doença é o resultado do conflito entre a ALMA e a MENTE, e ela jamais será erradicada exceto por meio de esforços mentais e espirituais.

As doenças reais e básicas do homem são certos defeitos como o *orgulho*, a *crueldade*, o *ódio*, o *egoísmo*, a *ignorância*, a *instabilidade* e a *ambição*; e se cada um deles for considerado individualmente, notar-se-á que todos são contrários à UNIDADE. Tais defeitos é que constituem a verdadeira doença e a continuidade desses defeitos, persistirmos neles, depois de ter-

* Publicado em *Os Remédio Florais do Dr. Bach*, Editora Pensamento, São Paulo, 1990.

mos alcançado um estágio de desenvolvimento em que já sabemos que eles são nocivos, é o que ocasiona no corpo os efeitos prejudiciais que conhecemos como enfermidades.

O *orgulho* se deve, em primeiro lugar, à incapacidade de se reconhecer a pequenez da personalidade humana e sua absoluta dependência da Alma, e de aceitar que todas as vitórias que se possa ter não se devem a essa personalidade, mas são bênçãos com que nos agraciou a Divindade interior; em segundo, deve-se à perda do senso de proporção, da noção de quanto se é insignificante diante do complexo arranjo da Criação. Como o orgulho se mostra invariavelmente relutante em se curvar com humildade e resignação à vontade do Grande Criador, ele pratica ações contrárias a essa vontade.

A *crueldade* é uma negação à UNIDADE de todas as coisas e uma incapacidade de se compreender que toda ação adversa para o outro está em oposição ao todo e é, portanto, uma ação contrária à Unidade. Nenhum homem levaria as conseqüências desastrosas da crueldade àqueles que estão mais próximos de si e que lhe são mais caros, e, segundo a lei da Unidade, temos de amadurecer até entendermos que cada um, como uma parte do todo, deve se tornar próximo de nós e querido por nós, e que até mesmo àqueles que nos molestam só lhes dediquemos amor e compreensão.

O *ódio* é o contrário do AMOR, o reverso da Lei da Criação. Ele se opõe a toda a obra divina e é uma negação ao Criador, conduz apenas a pensamentos e ações que são adversos à Unidade e contrários àqueles que seriam prescritos pelo amor.

O *egoísmo* é, também, uma negação à Unidade e ao dever que temos para com nossos irmãos humanos, pois ele faz com que coloquemos os nossos interesses pessoais antes do bem-estar da humanidade, do carinho e da proteção que deveríamos dedicar aos que estão mais próximos de nós.

A *ignorância* é o fracasso em aprender, a recusa em ver a VERDADE quando se tem a oportunidade para tanto, e conduz a muitos atos errôneos que só podem existir em meio à escuridão, pois não podem resistir quando está a rondar-nos a luz da VERDADE e do CONHECIMENTO.

A *instabilidade,* a indecisão e a falta de determinação ocorrem quando a personalidade se recusa a ser governada pelo Eu Superior, e nos levam a atraiçoar os outros devido à nossa fraqueza. Semelhante condição não seria possível se tivéssemos dentro de nós o conhecimento da IMBATÍVEL e INVENCÍVEL DIVINDADE, que é, na realidade, nós próprios.

A *ambição* conduz ao desejo de poder. É uma negação à liberdade e à individualidade de toda Alma. Em vez de reconhecer que cada um de nós está aqui para se desenvolver livremente segundo as próprias diretrizes e em conformidade com os ditames da própria Alma, para aumentar cada vez mais sua individualidade e trabalhar com liberdade e desenvoltura, a personalidade ambiciosa compraz-se em ditar as ordens, conformar tudo à sua vontade e comandar, usurpando o poder do Criador.

São esses os exemplos da real doença, a origem e a base de todos os nossos sofrimentos e aflições. Cada uma dessas imperfeições, ao se mantiverem contrárias à voz do Eu Superior, provocarão um conflito que deve, por força da necessidade, refletir-se no corpo físico, produzindo um tipo específico de enfermidade.

Agora veremos como qualquer tipo de doença que podemos vir a sofrer nos conduz à descoberta da falta que está por trás de tudo quanto nos aflige. Por exemplo, o *orgulho*, que é arrogância e rigidez mental, despertará doenças que ocasionarão a rigidez e a ancilose do corpo. A dor é o resultado da *crueldade* e, por meio dela o paciente aprende, através do próprio sofrimento, a não infligi-lo aos outros, do ponto de vista físico ou mental. As penalidades resultantes do *ódio* são o isolamento, o temperamento violento e incontrolável, as perturbações mentais e os estados de histeria. As doenças decorrentes da *introspecção* — a neurose, a neurastenia ou estados semelhantes — que acabam tirando da vida tantas alegrias, são causadas pelo *egoísmo* em excesso. A *ignorância* e a *falta de sabedoria* criam suas próprias dificuldades na vida cotidiana e se, além disso, houver persistência na recusa em ver a verdade quando a oportunidade é dada, a miopia e outras deficiências visuais e auditivas serão as conseqüências naturais. A *instabilidade da mente* pode acarretar no corpo a mesma característica, com aquelas várias disfunções que afetam os movimentos e a coordenação motora. As conseqüências da *ambição* e da *vontade de dominar os outros* são aquelas doenças que levam a quem delas sofre a ser escravo do próprio corpo, com os desejos e ambições refreados pela enfermidade.

Ademais, a parte afetada do corpo não é obra do acaso, mas obedece à lei de causa e efeito e, uma vez mais, pode servir de guia para nos ajudar. Por exemplo, o *coração*, a fonte da vida, e, portanto, do amor, é atacado especialmente quando o lado amoroso da natureza do indivíduo para com a humanidade não é desenvolvido ou é utilizado de modo errado; a *mão lesada* mostra falha ou erro na ação; o cérebro sendo o centro de controle do corpo, se afetado, indica uma falta de controle na personalidade. Tudo isso deve seguir o que a lei estabelece. Estamos todos prontos a admitir as diversas conseqüências que se seguem a uma crise nervosa, a um choque emocional quando más notícias podem afetar assim o corpo, quão mais grave e profundamente enraizado deve ser um conflito que existe desde há muito tempo entre a alma e o corpo! Como podemos nos espantar com o fato de as conseqüências provocarem doenças tão graves como as que existem entre nós atualmente?

Contudo, não há motivo para depressão. A prevenção e a cura acontecem quando localizamos o erro dentro de nós mesmos, e suprimimos esse defeito por meio de cuidadoso aprimoramento da virtude que o destruirá; não combatendo diretamente o erro, mas desenvolvendo tanto essas virtudes opostas que ele chegue a ser varrido de nossa natureza.

Temos de aprender seriamente a aperfeiçoar a INDIVIDUALIDADE conforme os desígnios da nossa Alma, não temer nenhum ser humano e compreender que ninguém pode interferir no desenvolvimento de nossa evolução, no cumprimento do nosso dever e na nossa ajuda aos semelhantes, lembrando que, quanto mais avançarmos, maior será a bênção em que nos tornaremos àqueles à nossa volta. Precisamos estar atentos principalmente ao darmos assistência aos outros, não importa quem eles sejam, para que estejamos seguros de que a vontade de ajudar advém dos desígnios do Eu Interior, e não de um falso sentido de dever a partir da sugestão ou da persuasão de uma outra personalidade dominadora. É essa a tragédia que resulta das convenções dos tempos modernos, e é impossível calcular os milhares de vidas bloqueadas em seu caminho, as miríades de oportunidades desperdiçadas, a tristeza e o sofrimento causados por isso, o incontável número de filhos que por um senso de dever cuidam de um inválido, quando a única doença de seu pai ou de sua mãe é a avidez por atenção. Que se reflita sobre quantos homens e mulheres foram impedidos de realizar alguma grande obra para a humanidade pelo fato de suas personalidades terem sido dominadas por algum indivíduo de quem eles próprios não tiveram coragem de se libertar; sobre as crianças que precocemente descobrem e desejam seguir sua vocação e, por problemas circunstanciais, pela persuasão alheia e pela falta de determinação, vão parar em algum outro ramo da vida, onde não são nem felizes nem capazes de desenvolver sua evolução como, caso contrário, poderiam estar fazendo. São só os desígnios de nossa consciência que devem dizer-nos se o nosso dever é para com uma ou mais pessoas, como e a quem devemos servir; mas, qualquer que seja esse dever, precisamos obedecer essa ordem com o máximo da nossa capacidade.

Por fim, não tenhamos medo de nos lançar na vida; estamos aqui para adquirir experiência e conhecimento, e aprenderemos pouco, a menos que encaremos a realidade e busquemos o melhor de nós próprios.

Lembremos que, quando o defeito é descoberto, o remédio não consiste em lutar contra esse defeito, nem usar de energia e força de vontade para suprimir o erro, mas no firme desenvolvimento da virtude oposta, desse modo eliminando automaticamente da nossa natureza qualquer vestígio de transgressão. Este é o método verdadeiro e natural de avançar e de superar o erro, incomensuravelmente mais fácil e eficiente do que combater um defeito em particular. Combater um defeito aumenta o poder dele, mantém nossa atenção fixa na sua presença, e nos leva a uma verdadeira *batalha*; o maior êxito que podemos esperar num caso desses é vencê-lo suprimindo-o, o que deixa muito a desejar, já que o inimigo permanece conosco e pode, num momento de fraqueza nossa, ressurgir com forças renovadas. Esquecer a falha e se esforçar conscientemente para desenvolver a virtude que a torne impossível: esta é a verdadeira vitória.

Por exemplo, se existe *crueldade* em nossa natureza, podemos repetir continuamente: "Não serei cruel" e, assim, evitar errar nessa direção; mas o êxito nesse caso depende da força de vontade da mente, e, se ela fraquejar, poderemos por um momento esquecer nossa boa intenção. Mas se, por outro lado, desenvolvermos uma verdadeira compaixão para com nossos semelhantes, essa qualidade fará com que a crueldade seja impossível de uma vez por todas, pois evitaremos tal ação com horror, graças ao nosso sentimento de comunhão para com o próximo. Nesse caso, não há nenhuma supressão, nenhum inimigo oculto que possa investir quando tivermos baixado a guarda, porque nossa compaixão terá eliminado completamente de nossa natureza a possibilidade de qualquer ato que possa magoar os demais.

Como vimos anteriormente, a natureza de nossos males físicos nos ajudará materialmente, indicando-nos a desarmonia mental que é a causa básica de sua origem; e outro grande fator de êxito é que devemos ter gosto pela vida, e olhar a existência não meramente como um dever a ser cumprido com tanta paciência quanto possível, mas desenvolver uma verdadeira alegria na aventura de nossa jornada por este mundo.

Não nos é permitido ver a magnitude da nossa divindade, nem compreender o alcance de nosso destino e o futuro glorioso que está diante de nós; pois, se assim fosse, a vida não seria uma prova nem envolveria esforço, nem testaria o nosso mérito. Nossa virtude consiste em estarmos esquecidos na maior parte dessas coisas grandiosas, e ainda assim ter fé e coragem para viver bem e dominar as dificuldades desta Terra. Contudo, podemos, em comunhão com nosso Eu Superior, manter essa harmonia que nos torna capazes de superar todos os obstáculos terrenos e empreender nossa jornada ao longo do caminho reto para cumprirmos nosso destino, imunes às influências que nos possam desviar.

Depois, devemos desenvolver a individualidade e nos libertar de todas as influências do mundo, para que, obedecendo unicamente aos desígnios de nossa alma, sem deixarmos nos envolver pelas circunstâncias ou pelas pessoas, nos convertermos em nossos próprios senhores, governando nosso barco pelos mares agitados da vida, sem jamais abandonar o leme da retidão ou deixar sua direção em mãos alheias. Devemos conquistar nossa liberdade de maneira absoluta e completa, de modo que, tudo o que fizermos, cada uma de nossas ações — ou mesmo cada pensamento — tenha a sua origem em nós próprios, permitindo-nos, assim, viver e cuidar-nos livremente por decisão nossa, e só nossa.

A causa de todos os nossos problemas é o *ego* e a *separatividade,* e esses desaparecem tão logo o AMOR e o conhecimento da grande UNIDADE se tornem parte de nossa natureza. O universo é o semblante objetivo de Deus; a sua origem é o renascimento de Deus; e o seu final é a evolução suprema de Deus. Assim é com o homem; seu corpo é a exteriorização dele mesmo, é uma manifestação objetiva de sua natureza interna, é a expressão de si mesmo, a materialização das qualidades de sua consciência.

Em nossa civilização ocidental temos o exemplo glorioso, o grande modelo de perfeição e os ensinamentos de Cristo para guiar-nos; ele atua em nosso favor como um MEDIADOR entre nossa personalidade e nossa ALMA.

Sua missão na Terra foi ensinar-nos como obter harmonia e entrar em comunhão com nosso Eu Superior, com Nosso Pai que está no céu, e, por meio disso, como obter a perfeição de acordo com a Vontade do Grande Criador de todas as coisas.

Assim também ensinou-nos o Senhor Buda, e outros grandes mestres, que de tempos em tempos vieram à Terra para mostrar aos homens o modo de se atingir a perfeição. Não há caminho intermediário para a humanidade. A VERDADE tem de ser reconhecida, e o homem tem de se unir ao infinito plano de Amor do seu Criador.

Paternidade

Como a falta de individualidade, isto é, permitir que a personalidade sofra interferências que a impeçam de cumprir os mandamentos do Eu Superior, é tão importante na produção das doenças, e que costuma iniciar-se muito cedo na vida, consideremos agora a autêntica relação entre pai e filho, entre mestre e aluno.

Essencialmente, o ofício da *paternidade* consiste em ser o instrumento privilegiado (e, na verdade, esse privilégio deveria ser considerado divino) para capacitar uma alma a entrar em contato com o mundo para o bem da sua evolução. Se compreendido com propriedade, é provável que não se ofereça à humanidade nenhuma oportunidade maior do que essa, a de ser o agente do nascimento físico de uma alma e de ter a guarda de uma jovem personalidade durante os primeiros anos da sua existência na Terra. A atitude dos pais deveria se resumir em dar ao pequenino recém-chegado toda a orientação espiritual, mental e física com o máximo de sua capacidade, lembrando sempre que o pequenino é uma alma individual que veio ao mundo para adquirir experiência pessoal e conhecimento em seu próprio caminho, segundo os desígnios do seu Eu Superior, e dar-lhe toda liberdade possível para que se desenvolva sem dificuldades.

O serviço da paternidade é um serviço divino, e deveria ser respeitado tanto, se não mais, que qualquer outro dever a que sejamos intimados a cumprir.

Por ser um trabalho de sacrifício, devemos ter sempre em mente que não se deve pedir nada em troca à criança, e que o objetivo máximo é dar tão-somente carinho, proteção e orientação até que a alma se encarregue da jovem personalidade. A independência, a individualidade e a liberdade devem ser ensinadas desde o início, e a criança deve ser estimulada o mais cedo possível na vida a pensar e a agir por si mesma. Todo o controle paterno deveria ser reduzido pouco a pouco conforme a capacidade de cuidar dela própria vai se desenvolvendo e, mais adiante, nenhuma imposição ou falsa idéia de dever para com os pais deve obstruir os desígnios da alma da criança.

A paternidade é um ofício na vida que passa de um para outro, e em essência é prover orientação e proteção por um breve período, depois do qual se deve deixar o objeto da atenção livre para progredir sozinho. Lembremo-nos de que a criança da qual nos tornamos guardiães temporários pode ser uma alma muito mais velha e maior do que nós, pode ser espiritualmente superior a nós; portanto, esse controle e proteção deve limitar-se às necessidades da jovem personalidade.

A paternidade é um dever sagrado de natureza temporária, e passa de geração a geração. Implica apenas um serviço e não pede aos jovens nada em troca, visto que eles devem ser deixados livres para seguir segundo o seu próprio modo de ser, para que, tanto quanto possível, se tornem aptos a cumprir a mesma tarefa poucos anos depois. Sendo assim, a criança não deveria sofrer restrições, nem ter obrigações ou impedimentos por parte dos pais, sabendo que a paternidade foi previamente concedida a seu pai e sua mãe, e que poderá ser também o seu dever exercer essa mesma função para com outra pessoa.

Os *pais* deveriam estar particularmente precavidos contra qualquer desejo de conformar a jovem personalidade às suas próprias vontades e idéias, e deveriam refrear qualquer controle indevido ou qualquer pedido de favores em troca do seu dever natural e privilégio divino de ser o meio de auxiliar uma alma a entrar em contato com o mundo. Qualquer desejo de controle, ou desejo de dirigir a jovem existência por motivos pessoais, é uma forma terrível de ambição, e nunca deveria ser permitida, pois se se enraizar no jovem pai ou mãe, ambos se converterão, com o passar dos anos, em verdadeiros vampiros. Se existir o menor desejo de domínio, ele deverá ser detido desde o início. Devemos nos recusar a estar subjugados pela ambição que nos compele a desejar possuir os demais. Devemos encorajar a nós mesmos na arte de doar e desenvolver isso até que ela lave com o seu sacrifício todo traço de ação nociva.

O *mestre* deverá sempre ter em mente que o seu ofício é ser apenas um agente que dê ao jovem orientação e oportunidade de aprender as coisas do mundo e da vida, de modo que cada criança possa absorver o conhecimento à sua maneira, e se lhe derem liberdade, escolher instintivamente o que seja necessário para o êxito da sua vida. Portanto, enfatizando, nada além do mais carinhoso cuidado e orientação deverão ser dados, para que se permita ao estudante adquirir o conhecimento necessário.

Os *filhos* deveriam lembrar que o ofício da paternidade, como símbolo do poder criativo, é divino em sua missão, mas que não implica nenhuma restrição ao desenvolvimento deles nem qualquer obrigação que possa obstruir a vida e o trabalho que lhes forem ditados pela sua própria alma. É impossível calcular, na civilização atual, o sofrimento não expressado, a restrição da natureza das pessoas e o desenvolvimento do caráter dominador que a falta de percepção desse fato acarreta. Em quase todos os lares, pais e filhos constroem ao redor de si mesmos cárceres por motivos inteiramente falsos e por uma concepção equivocada do que deve ser o relacionamento entre eles. Esses cárceres põem a liberdade a ferros, obstruem, impedem o desenvolvimento natural, trazem infelicidade a todos os envolvidos; as perturbações mentais, nervosas e até mesmo físicas que afligem essas pessoas constituem, na verdade, a grande maioria das enfermidades dos nossos dias.

Nunca será demasiado enfatizar o fato de que cada alma encarnada neste mundo está aqui com o propósito específico de adquirir experiência e compreensão e de aperfeiçoar sua personalidade com vistas aos ideais da alma. Não importa qual seja nossa relação com os demais semelhantes, seja a de marido para com a mulher, a de pai para com o filho, a de irmão para com a irmã, a de mestre para com o aluno, pecamos contra o nosso Criador e contra os nossos semelhantes se impedirmos, por motivos de desejos pessoais, a evolução de outra alma. O nosso único dever é obedecer aos desígnios da nossa própria consciência, e essa, nem por um momento, deve tolerar o domínio de outra personalidade. Que cada um se lembre de que a própria alma reservou para si um trabalho particular, e que a menos que se cumpra essa tarefa, ainda que não seja de maneira consciente, inevitavelmente acontecerá um conflito entre a alma e a personalidade, conflito que necessariamente terá efeito na forma de distúrbios físicos.

Na verdade, é possível que a vocação de alguém seja devotar sua vida a outra pessoa, mas antes que faça isso, ele deve estar absolutamente seguro de que é isso que determina a sua alma e de que não se trata de sugestão de alguma outra personalidade dominadora a persuadi-lo, ou de falsas idéias de dever a desviá-lo. Que se lembre também que viemos a este mundo para vencermos batalhas, para adquirirmos forças contra quem nos quer controlar, e para avançar até aquele estágio em que passamos pela vida cumprindo o nosso dever tranqüila e serenamente, sem nos amedrontarmos e nem nos deixarmos influenciar por qualquer criatura, guiados sempre pela voz do nosso Eu Superior. Para muitos, a maior batalha será travada no seu próprio lar onde, antes de obter a liberdade para conquistar vitórias pelo mundo, terão de libertar-se do jugo e do controle adversos exercidos por algum parente muito próximo.

Qualquer indivíduo, adulto ou criança, que tenha como parte da sua missão nesta vida libertar-se do controle dominante do outro, deve lembrar o seguinte: em primeiro lugar, que seu suposto opressor deve ser considerado da mesma maneira como consideramos um oponente num esporte, como uma personalidade com a qual participamos no jogo da vida, sem o menor traço de amargura; se não fossem esses oponentes, desperdiçaríamos a oportunidade de desenvolver nossa coragem e individualidade; em segundo, que as autênticas vitórias da vida vêm do amor e do carinho, e que, em contexto semelhante, nenhuma forma de pressão deve ser utilizada, seja ela qual for; que se desenvolvendo de maneira segura nossa natureza, sentindo compaixão, carinho e, se for possível, afeição — ou, melhor ainda, amor — para com o oponente, ele poderá, assim, desenvolver-se e, com o tempo, seguir calma e sossegadamente o chamado da consciência sem permitir o mínimo de interferência.

Os dominadores precisam de muita ajuda e orientação para que se tornem capazes de transformar em realidade a grande verdade universal da UNIDADE, e para que entendam a ALEGRIA da fraternidade.

Deixar escapar essas coisas é deixar escapar a autêntica felicidade da vida, e temos de ajudar essas pessoas na medida das nossas forças. A fraqueza da nossa parte, que lhes permite ampliar sua influência, de modo algum as ajudará; recusarmo-nos delicadamente a ficar sob seu controle e esforçarmo-nos para fazê-los entender a alegria de doar, os ajudará ao longo da escalada.

A conquista da nossa liberdade, a vitória da nossa individualidade e independência exigirão, na maioria dos casos, muita coragem e fé. Contudo, nas horas mais negras, quando o êxito parecer quase impossível, recordemos sempre que os filhos DE DEUS nunca devem sentir medo, que a nossa ALMA só nos dá tarefas que somos capazes de levar a cabo e que com a nossa coragem e com a nossa fé na divindade dentro de nós, a vitória chegará para todos os que perseverarem em sua luta.

O MÉDICO DO FUTURO

O médico do futuro terá dois objetivos principais: o primeiro será o de ajudar o paciente a alcançar um conhecimento de si mesmo, e apontar-lhe os erros fundamentais que ele possa estar cometendo, as deficiências de seu caráter que ele teria de corrigir, e os defeitos em sua natureza, que têm de ser erradicados e substituídos por virtudes correspondentes. Esse médico terá de ser um grande estudioso das leis que governam a humanidade e a própria natureza humana, para que possa reconhecer em todos que a ele recorrem aqueles elementos que estão causando conflitos entre a personalidade e a alma. Ele tem de ser capaz de aconselhar o paciente de como restabelecer melhor a necessária harmonia, que ações contra a unidade o paciente deve deixar de praticar e que virtudes deve desenvolver para eliminar os seus defeitos. Cada caso exige um estudo cuidadoso, e só os que dedicaram grande parte da sua vida ao conhecimento da humanidade e em cujo coração arde a vontade de ajudar serão capazes de empreender com sucesso essa gloriosa e divina obra em favor da humanidade, abrir os olhos daquele que sofre, iluminá-lo quanto à razão da sua existência e inspirar-lhe esperança, consolo e fé que lhe possibilitem dominar sua doença.

O segundo dever do médico será ministrar os remédios que ajudem o corpo físico a recobrar a força, auxiliem a mente a serenar-se, e ampliem sua visão e sua luta pela perfeição, trazendo assim paz e harmonia para toda a personalidade. Esses remédios existem na natureza, e foram colocados ali pela graça do Divino Criador para a cura e conforto da humanidade. Alguns desses remédios são conhecidos e outros estão sendo procurados atualmente pelos médicos nas diferentes partes do mundo, principalmente na nossa Mãe Índia, e não há dúvida de que quando essas pesquisas forem mais desenvolvidas, recuperaremos grande parte do conhecimento adquirido há mais de dois mil anos, e o agente de cura do futuro terá à sua disposição os remédios naturais e maravilhosos que foram dados ao homem para aliviá-lo da doença.

Assim, o extermínio da enfermidade dependerá de que a humanidade descubra a verdade das leis inalteráveis do nosso Universo, e de que se adapte com humildade e obediência a essas leis, estabelecendo assim a paz com a sua alma e adquirindo a verdadeira alegria e a felicidade da vida. E a parte que caberá ao médico será ajudar alguém que esteja sofrendo a conhecer essa verdade, indicar-lhe os meios pelos quais poderá conseguir a harmonia, inspirá-lo com a fé em sua divindade que a tudo pode vencer, e ministrar remédios físicos que o ajudem a harmonizar sua personalidade e a curar o seu corpo.

Leitura adicional

Bach, Edward, *Heile dich selbst.* Base da Terapia Original com as Essências Florais de Bach, Munique: Irisiana, Editora Hugendubel. [*Os Remédios Florais do Dr. Bach incluindo Cura-te a Ti Mesmo*, publicado pela Editora Pensamento, São Paulo, 1990.]

A grande pretensão de Edward Bach era a transmissão da sua doutrina numa base mais abrangente. Esse volume que vale o seu preço pode ser dado de presente e apóia essa pretensão.

Obra-padrão

Mechthild Scheffer, *Die Original Bach-Blütentherapie. Das gesamte theoretische und praktische Bach-Blütenwissen.* Munique: Irisiana, Editora Hugendubel. [*A Terapia Original com as Essências Florais de Bach — Um Guia para Médicos e Terapeutas, Dentro dos Conceitos Originais do dr. Bach*, publicado pela Editora Pensamento, São Paulo, 1996.]

Um clássico com descrições exaustivas dos 38 concentrados para usuários, mestres e médicos.

Na parte prática:

- 127 comparações decisivas entre dois florais de Bach
- 450 receitas para a elaboração de misturas individuais das essências
- um conselheiro com respostas às perguntas mais freqüentes
- questionário duplo com lista de avaliação para a escolha definitiva dos florais.

Complemento para a obra-padrão

Mechthild Scheffer, *Der Original Bach-Blüten–Check-up. Das Kartenset zur einfachen Anwendung der Bach-Blütentherapie* [*O Check-up Original dos Florais de Bach. Um Baralho de Cartas para Uso Simples*], Munique: Irisiana, Editora Hugendubel.

Meio de ajuda portátil para escolha e reflexão sobre os florais pessoais para auto-ajuda, para terapeutas e conselheiros. Exemplos da arte e citações reproduzem com exatidão os conceitos florais. O texto explica os motivos (mal-entendidos psíquicos) da situação da alma e como se pode corrigi-la. Com fórmulas de força, ilustrações dos florais, potencial positivo.

Para aprofundamento

Mechthild Scheffer, *Die Original Bach-Blütentherapie zur Selbstdiagnose. Blockierte Seelenzustände erkennen und verändern* [*A Terapia Original de Bach para Autodiagnóstico. Como Reconhecer e Modificar os Estados de Alma com Bloqueio de Energia*], Munique: Irisiana, Editora Hugendubel.

Esse livro aprofunda a obra padrão, *A Terapia Original com as Essências Florais de Bach.* Com um programa de exercícios práticos: Como surgiram os 38 remédios florais de Bach e como identificar os bloqueios de energia da alma, como reconhecê-los, compreendê-los melhor e como dissolvê-los.

Temas especiais

Mechthild Scheffer/Wolf-Dieter Storl, *Die Seelenpflanzen des Edward Bach* [*As Plantas da Alma do Dr. Edward Bach*], Munique: Irisiana, Editora Hugendubel.

Baralho: Mechthild Scheffer, *Bach-Blütenbilder* [*Imagens dos Florais*], Munique: Irisiana, Editora Hugendubel, formato 18 x 18 cm.

Nora Weeks, *Edward Bach, Entdecker der Blütentherapie* [*Edward Bach, Descobridor da Terapia Floral*, Munique, Irisiana, Editora Hugendubel.